등뼈실학

"ITAMI TO FUCHO WO KONPON KARA KAIZEN SURU SEBONE NO JITSUGAKU"
by Hidetoshi Ishigaki
Copyright ⓒ 2014 Hidetoshi Ishigaki
All rights reserved.
Original Japanese edition published by Ikeda Publishing Co., Ltd., Tokyo.
Korean edition copyright ⓒ 2016 by BONUS Publishing Co.
This Korean language edition is published by arrangement with Ikeda Shoten Co., Ltd., Tokyo in care of Tuttle-Mori Agency, Inc., Tokyo through BC Agency, Seoul.

이 책의 한국어판 저작권은 BC 에이전시를 통한 저작권자와의 독점 계약으로 보누스출판사에 있습니다.
저작권법에 의해 한국 내에서 보호를 받는 저작물이므로 무단전재 및 무단복제를 금합니다.

등뼈실학

허리와 어깨의 통증을 없애주는 척추 강화법

이시가키 히데토시 지음
이진원 옮김

보누스

시작하며

등뼈는 건강을 나타내는 바로미터다

→ 현대사회가 스트레스 사회로 불린 지 오래되었다. 당신도 어깨 결림, 허리 통증, 위장 장애, 권태증 등의 이상 증상과 통증에 시달리고 있지는 않은가? 마사지 숍이나 병원을 찾고, 유행하는 건강법을 시도해보아도 증상이 좀처럼 개선되지 않아 힘들어하는 사람이 많다. 그런데 이런 신체 이상의 원인이 등뼈에 있다면?

"뭐, 등뼈?"

"등뼈가 중요하다고는 하지만 신체 이상과 무슨 관계가 있지?"

신체 이상과 직접적인 관계가 없어 보이는 등뼈가 원인이라는 말에 고개를 갸웃거리는 사람도 있을 것이다. 그런데 등뼈는 건강과 매우 밀접한 관계가 있다. 등뼈의 노화가 어깨 결림과 허리 통증, 내장 기관 이상과 심리 문제 등 다양한 증상을 유발하기 때문이다.

예를 들어 오른쪽 그림에서 두 남성을 비교해보자. 두 사람은 모두 50세이지만, 도저히 같은 나이로는 보이지 않는다. 한 명은 활기차고 쾌활한 인상을 주는 반면, 다른 한 명은 등이 굽고 어딘가 우울해 보이기까지 한다.

같은 50세라도 등뼈의 상태에 따라 외모가 다르다. 더욱 중요한 것은 외모뿐 아니라 몸속에도 다양한 차이가 생긴다는 점이다.

등뼈의 노화가 불러오는 신체 이상

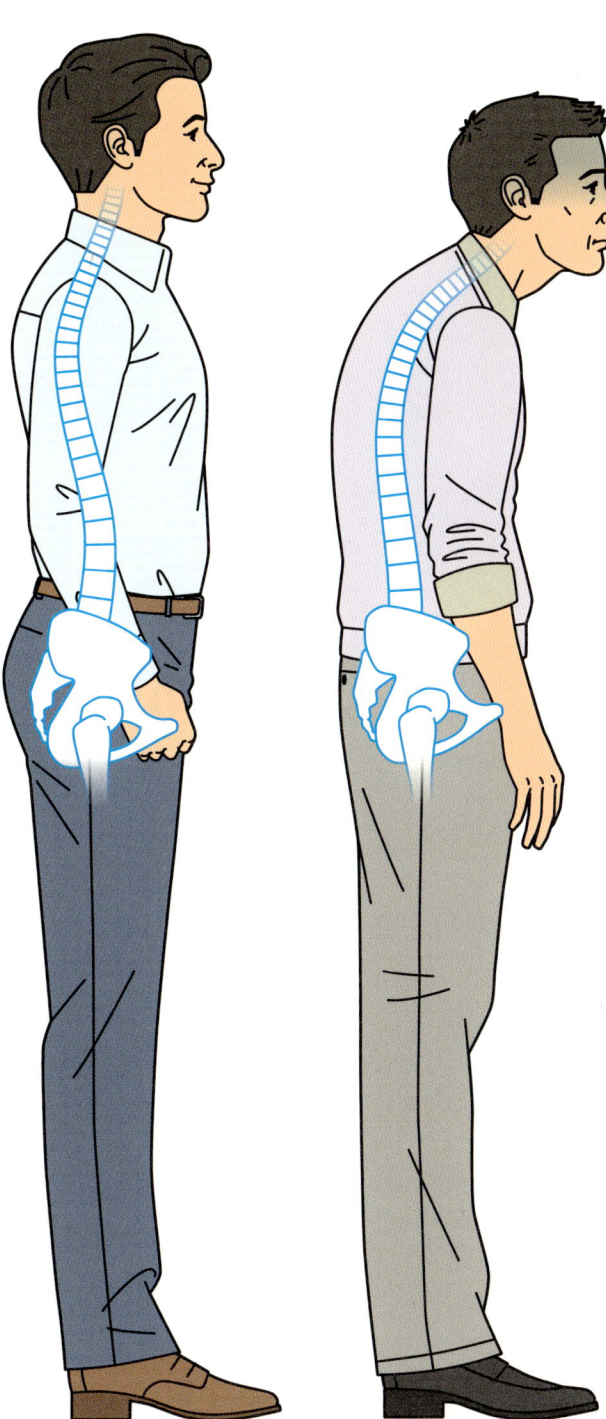

허리 통증과 어깨 결림의 근본적인 원인
등뼈는 어깨뼈, 골반 등의 중요한 뼈와 깊은 관계가 있다.

복부 팽만감, 변비 등 내장 기관의 이상
등뼈의 노화는 신경을 통해 내장에 나쁜 영향을 미친다.

우울감 및 초조함
등뼈의 노화는 자율신경에 영향을 미쳐 심리 문제까지 일으킬 수 있다.

> 같은 50세라도 등뼈의 상태에 따라 외모가 다르다

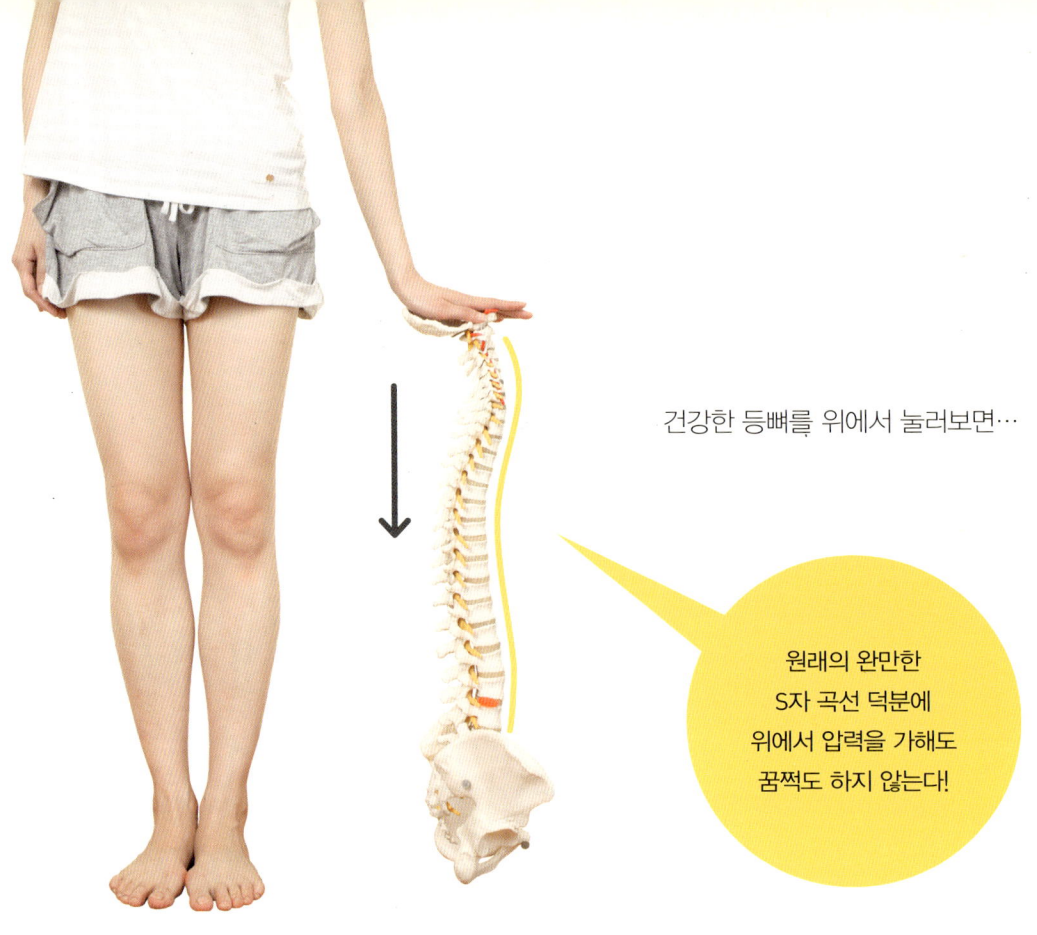

건강한 등뼈를 위에서 눌러보면…

원래의 완만한
S자 곡선 덕분에
위에서 압력을 가해도
꿈쩍도 하지 않는다!

    등뼈 상태가 몸에 어느 정도로 영향을 미치는지 한 가지 실험을 해보았다. 이 실험에는 등뼈와 골반의 골격 모형을 사용했다. 모양뿐만 아니라 역학 구조도 거의 흡사하게 만들어 진짜 등뼈와 똑같이 움직인다. 이 등뼈 모형을 하나는 '좋은 자세'일 때, 하나는 '나쁜 자세'일 때의 구조로 만든 다음, 위에서 손으로 눌러보았다.

    우선 올바른 형태의 건강한 등뼈(모형의 왼쪽이 복부 방향, 오른쪽이 등 방향)는 위에서 손으로 눌러도 충격을 흡수해 꿈쩍도 하지 않았다. 매우 안정된 상태임을 알 수 있다.

    그러면 골반이 기울고 완만한 S자 곡선 형태가 무너진 등뼈는 어떨까? 위에서 손으로 누르자 아래로 푹 주저앉았다. 다시 말해 형태가 바르지 않기 때문에 외부에서 가하는 힘의 영향을 쉽게 받는다.

    "평소 생활에서는 외부에서 힘을 받는 일이 거의 없지 않은가?" 하고 생각하는 사람도 있을 것이다. 하지만 잘 생각해보자. 인간의 몸에는 항상 중력이라는 보이지 않는 힘이 작용한다. 중력은 아래쪽으로 끌어당기는 힘으로, 우리 몸은 항상 압박을 받고 있는 셈이다. 따라서 자세가 나쁘면 자신도 모르는 사이에 몸이 나쁜 영향을 받을 수 있다. 이 점을 이해할 수 있겠는가?

    이 과정에서 몸은 중력에 지지 않고 등뼈를 안정적으로 유지하기 위해 등뼈 주변의 근육을 혹사시

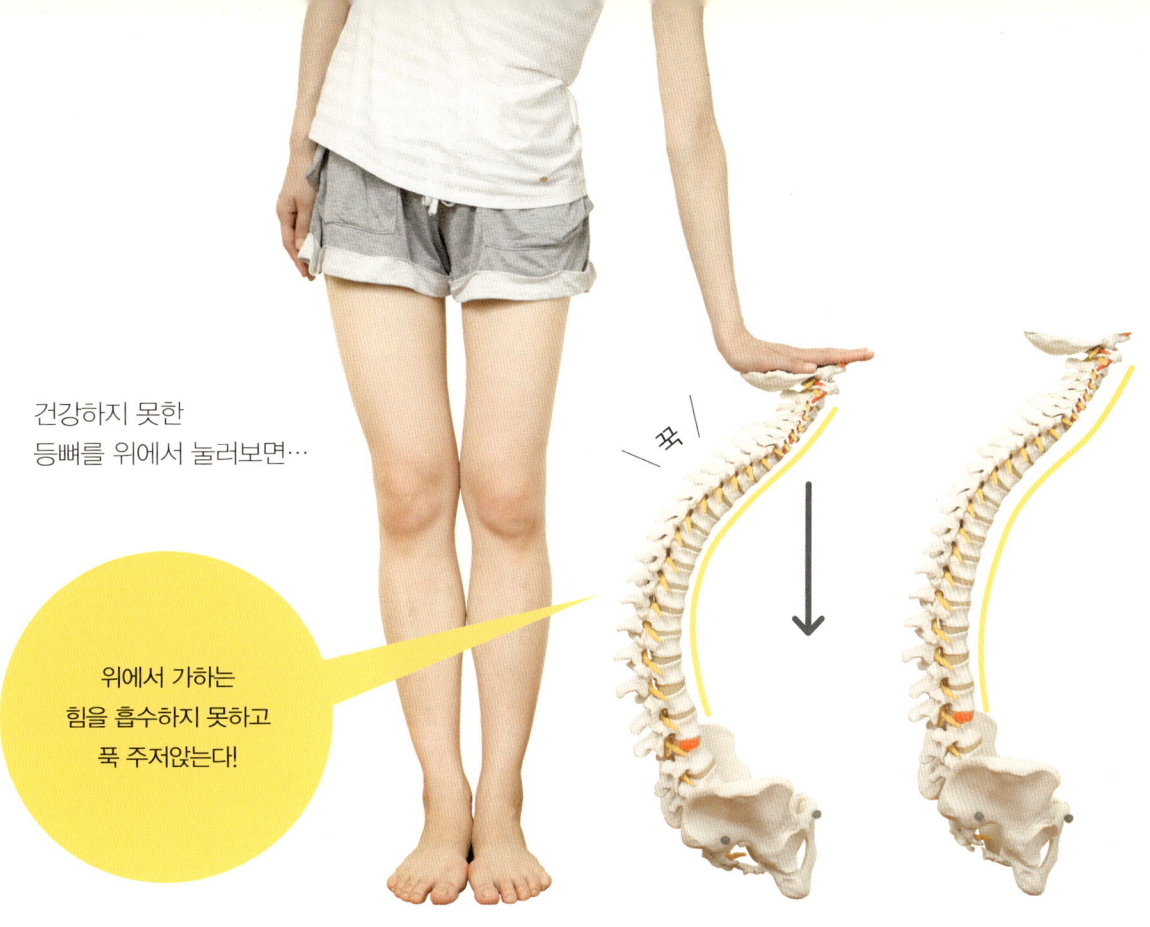

건강하지 못한
등뼈를 위에서 눌러보면…

위에서 가하는
힘을 흡수하지 못하고
푹 주저앉는다!

킨다. 이 때문에 목과 어깨가 결리고 허리에 통증을 느끼는 등 여러 신체 증상이 나타난다.

또한 등뼈에는 내장과 연결된 신경이 분포되어 있어서 등뼈의 문제는 내장 기관의 이상을 초래하는 원인이 되기도 한다. 즉, 등뼈가 노화하면 복부 팽만감, 변비, 냉증 등을 유발할 수 있다. 다시 말해 등뼈가 건강하지 못하면 꼬리에 꼬리를 물고 수많은 신체 이상을 유발한다.

어떤가? 등뼈가 우리 몸에서 얼마나 중요한 역할을 하는지 알겠는가? '등뼈가 이렇게 많은 역할을 한다니 놀랍군.' '내장 기관과 심리에도 영향을 미친다니 참 뜻밖이군.' 하고 생각했다면 다행이다. '내 등뼈는 어떤 상태일까?' 하고 흥미를 느낀 사람이 있을지도 모르겠다.

등뼈는 건강을 나타내는 바로미터다. '이대로는 안 되겠어.' 혹은 '등뼈를 잘 관리해서 건강해져야겠는데.'라고 느꼈다면 우선 등뼈의 상태를 점검해보자. 그리고 이 책을 통해 등뼈를 잘 관리하는 법과 통증이나 신체 이상에 대처하는 방법을 배우도록 하자. 등뼈의 구조나 역할을 알고 올바르게 사용하는 것, 스스로 건강해지는 것, 이것이 바로 '등뼈 실학'이다.

이시가키 히데토시

차례

시작하며 … 등뼈는 건강을 나타내는 바로미터다   004

CHAPTER 1   무병장수의 비밀이 숨어 있는 등뼈의 구조

… 어깨 결림, 허리 통증 등 신체 이상의 원인은 '등뼈의 노화'   014
… 등뼈는 몸의 안팎을 지키는 방패다   016
… 집에서 할 수 있는 간단한 '등뼈 진단'   018
… 안정성과 유연성이 높은 등뼈가 건강하다   020
  궁금증 1 머리 위에 무거운 짐을 얹으면 등뼈에 부담이 갈까? • 021
… 좋은 자세가 건강한 몸과 마음을 만든다   022
… 등뼈의 노화를 촉진하는 잘못된 생활 습관   024
… 해부도로 보는 등뼈의 구조와 기능   026
  목뼈(경추)   028
  가슴등뼈(흉추)   030
  허리뼈(요추)   032
  엉치뼈(천골)   034
  꼬리뼈(미골)   035
… 등뼈를 지탱하는 근육의 종류   036
… 등뼈의 노화 진행   040
… 등뼈와 내장 건강   042
… 등뼈의 건강과 호흡   044

CHAPTER 2   등뼈의 나이를 되돌리는 등뼈 바로 세우기

⋯ 등뼈를 풀어주는 준비 운동   048
- 준비 운동 1 몸통 비틀기   049
- 준비 운동 2 등뼈 굽히기 · 젖히기   050
- 준비 운동 3 팔다리 엇갈려 뻗기   052
- 준비 운동 4 옆구리 스트레칭   054

⋯ 통증을 없애는 등뼈 바로 세우기   056
- 등뼈 바로 세우기 1 어깨뼈 위로 밀어 올리기   058
- 등뼈 바로 세우기 2 어깨뼈 뒤쪽으로 밀어내기   060
- 등뼈 바로 세우기 3 어깨뼈 뒤쪽으로 모아 내리기   062
- 등뼈 바로 세우기 4 등뼈 비틀기   064

궁금증 2 무중력 공간에서는 등이 펴질까? • 068
궁금증 3 목을 움직일 때 '두둑' 하고 나는 소리의 정체는? • 069

CHAPTER 3   등뼈를 강화하는 몸통 운동

⋯ 탄탄한 하체와 몸통이 등뼈를 안정시킨다   072
- 스트레칭 1 허벅지를 늘인다
  - 한쪽 다리 잡기 • 074 | 한 발 내딛고 무릎 꿇기 1 • 075
- 스트레칭 2 다리 뒤쪽을 늘인다

상체 앞으로 숙이기 · 076 | 벽 밀기 · 077 | 한 발 내딛고 무릎 꿇기 2 · 077

스트레칭 3 엉덩이를 늘인다
의자에 앉아 상체 숙이기 · 078 | 드러누워 무릎 끌어안기 · 079

스트레칭 4 허벅지 안쪽을 늘인다
어깨 늘이기 · 080 | 상체 앞으로 숙이기 · 081

몸통 운동 1 허리와 엉덩이를 강화한다
상체 들어 올리기 · 082

몸통 운동 2 아랫배를 강화한다
한쪽 다리 들어 올리기 · 084

몸통 운동 3 옆구리를 강화한다
옆구리 들어 올리기 · 085

몸통 운동 4 중심축을 강화한다
다리 올려 벌리기 · 086

CHAPTER 4 통증이 싹 사라지는 셀프 지압법

··· **지압으로 등뼈의 노화를 예방한다** 090

··· **목뼈와 관련된 증상** 092

어깨 결림 ▶ 승모근 주무르기 · 094 | 갈비뼈 지압 · 095 | 흉쇄유돌근 풀어주기 · 095 | 어깨뼈 지압 · 096 | 수삼리혈 지압 · 097

어깨 통증 ▶ 겨드랑이 아래 지압 · 098 | 빗장뼈 아래 지압 · 099

두통 ▶ 목덜미 주무르기 · 100

팔이 무겁고 저림 ▶ 사각근 지압 · 101

··· **가슴등뼈와 관련된 증상** 102

복부 팽만감, 식욕부진 ▶ 족삼리혈 지압 · 104 | 위유혈·위창혈 지압 · 105 | 아래팔 지압 · 106 | 아래팔 스트레칭 · 106

위통 ▶ 기문혈·양문혈 지압 · 107

우울감 ▶ 태충혈 지압 · 108 | 중완혈 지압 · 109

기침 ▶ 척택혈 지압 · 110 | 갈비뼈 사이 지압 · 111 | 등 주무르기 · 111

냉증 ▶ 관원혈 지압 · 112 | 상상하며 손발 스트레칭 · 113 | 상부 가슴등뼈 스트레칭 · 113

알레르기 증상 ▶ 합곡혈 지압 • 114 | 곡지혈 지압 • 115

… 허리뼈, 엉치뼈와 관련된 증상　　　　　　　　　　　　　　　　　　　　　　　　　116

　허리 통증 ▶ 뒷머리 지압 • 118 | 엉치뼈 교정 • 119 | 발목, 발뒤꿈치 지압 • 120 | 발바닥 지압 • 121 | 장요근 풀어주기 • 121 | 무릎 뒤 지압 • 122

　서혜부 통증 ▶ 둔근 풀어주기 • 123

　무릎 통증 ▶ 무릎 위 지압 • 124 | 대퇴사두근 풀어주기 • 125 | 내전근 풀어주기 • 125

　다리가 무겁고 저림 ▶ 종아리 지압 • 126 | 신유혈 지압 • 127

　변비 ▶ 천추혈 지압 • 128 | 골반 지압 • 129

　치질 ▶ 백회혈 지압 • 130 | 승산혈 지압 • 131

　궁금증 4 셀프 지압을 하면 통증이 얼마나 없어질까? • 132

　궁금증 5 몸이 유연하면 등뼈도 건강할까? • 133

CHAPTER 5　노쇠한 등뼈가 살아나는 동양의학의 지혜

… 고대부터 중요시한 등뼈의 역할　　　　　　　　　　　　　　　　　　　　　　　　　136

… 신허가 등뼈의 노화로 이어진다　　　　　　　　　　　　　　　　　　　　　　　　　138

　궁금증 6 '신'(腎)과 '신장'(腎臟)의 차이는? • 139

… 등뼈는 기혈이 흐르는 가장 큰 통로다　　　　　　　　　　　　　　　　　　　　　　140

… 중요한 경혈은 등뼈에 모여 있다　　　　　　　　　　　　　　　　　　　　　　　　　142

… 효과 만점! 바로 사용할 수 있는 경혈 지도　　　　　　　　　　　　　　　　　　　　144

… 동양의학이 말하는 '신' 강화법　　　　　　　　　　　　　　　　　　　　　　　　　146

… 등뼈와 관련된 질병 일람표　　　　　　　　　　　　　　　　　　　　　　　　　　　148

마치며 … 우리의 건강은 등뼈가 좌우한다　　150

CHAPTER 1

무병장수의 비밀이 숨어 있는 등뼈의 구조

등뼈는 어떤 구조로 이루어져 있고 또 어떤 역할을 할까?
나이가 들어 등뼈가 노화하면 어떤 일이 일어날까?
알고 있는 것 같아도 의외로 잘 모르는 등뼈의 구조에 관해 살펴보자.
어깨 결림이나 허리 통증이 생기는 원인 등 등뼈와 관련된 기초 지식을 알아본다.

어깨 결림, 허리 통증 등
신체 이상의 원인은 '등뼈의 노화'

나이와 상관없이 등뼈는 노화한다

노화는 눈가의 주름, 노안 등 다양한 신체 변화를 유발한다. 그런데 한국인의 만성질환인 허리 통증과 어깨 결림은 나이와 상관없이 겪는다. 같은 나이라도 노화가 눈에 띄게 진행된 사람과 그렇지 않은 사람, 신체 이상이 있는 사람과 없는 사람으로 나뉘는 이유는 무엇일까?

바로 '등뼈의 노화' 때문이다. 등뼈의 노화도 실제 나이와 비례하여 진행되지 않는다. 인간의 골격 중에 가장 빨리 노화하는 등뼈는 빠르면 20세부터 노화가 시작된다. 등뼈의 노화는 허리 통증과 어깨 결림뿐 아니라 두통과 변비, 냉증 등 직접적인 관계가 없어 보이는 여러 신체 이상을 유발한다.

등뼈의 노화를 일으키는 주요 원인은 '중력'이다. 평소에는 등뼈가 받는 중력의 부하를 느끼지 못한다. 하지만 노화가 진행되어 중력을 분산시키는 척추 주변 근육이 약해지면 몸이 무겁게 느껴지거나 충분히 잔 후에도 쉽게 몸을 일으키지 못한다. 이처럼 '중력'은 아주 자연스럽게 우리 인간에게 영향을 미친다. 이 밖에도 운동 부족, 부상, 내장 기관의 문제 등이 등뼈의 노화를 촉진한다.

> **TIP 등뼈의 노화란?**
> 등뼈의 노화는 추간판(디스크 또는 척추사이원반. 척추뼈 사이에 있는 원반 모양의 물렁뼈)이 눌리는 등의 큰 변형만을 의미하지는 않는다. 평소 움직일 때 고통스럽거나 통증을 느끼는 등 제 기능을 다하지 못하는 상태도 포함한다.

등뼈 노화의 주요 원인

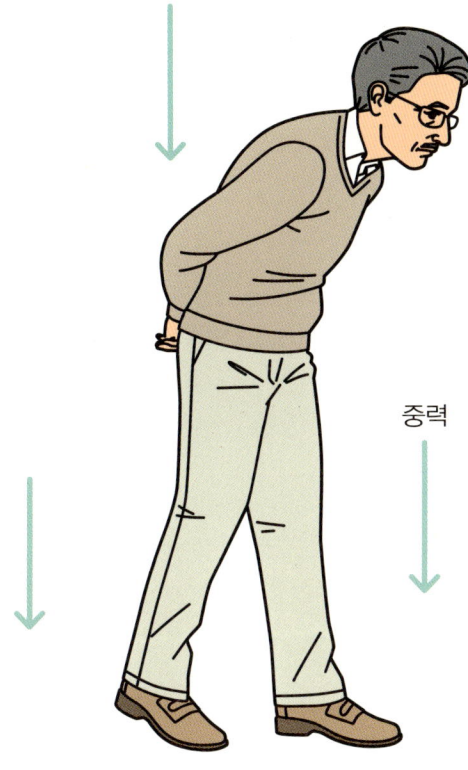

중력

중력
아침에 일어나면 전날보다 키가 커져 있을 때가 있는데 이는 잠을 자는 동안 중력으로부터 해방되기 때문이다. 다시 말해 의식하지 못하지만 평상시에도 중력의 부하를 받는다.

운동 부족
운동이 부족하면 등뼈 주변의 근육을 사용하지 않게 되므로 등뼈의 기능이 저하되고 불안정해진다. 등뼈 자체도 약해진다.

부상
갑작스러운 동작이나 운동은 후관절(추간관절. 등뼈를 연결하는 관절)의 염좌나 추간판의 손상을 초래할 수 있다. 그 결과 등뼈가 변형되고 노화가 빨라진다.

잘못된 자세
일상생활에서 올바른 자세를 유지하면 등뼈가 받는 부담이 줄어든다. 반대로 나쁜 자세는 등뼈 주변의 근육에 부담을 주어 등뼈의 노화를 촉진한다.

내장 기관의 문제
내장 기능을 지배하는 자율신경은 등뼈와 밀접한 관련이 있다. 이 때문에 내장에 문제가 발생하면 신경을 통해 등뼈에 나쁜 영향을 미친다(42쪽 참조).

유전적 요소
뼈와 관련된 유전성 질환에 걸릴 수 있다.

연령과 호르몬
여성이 폐경을 맞으면 분비되던 여성 호르몬이 줄어들어 골밀도가 낮아진다. 이 상태에서 엉덩방아를 찧으면 허리뼈(요추. 등뼈의 허리 부근)에 압박 골절(외부의 강한 힘에 의해 등뼈에 변형이 생기거나 골절되는 증상-역주)이 발생하는 등 등뼈 손상의 위험이 증가한다.

등뼈는
몸의 안팎을 지키는 방패다

모든 증상과 자연 치유력에 영향을 미치는 등뼈

등뼈는 집의 기둥처럼 몸을 지탱하고 중요한 내장 기관을 보호한다. 인간은 사족보행에서 직립 이족보행으로 진화하는 과정에서 손으로 섬세한 동작을 하게 되었고 그 결과 뇌가 발달했다. 인간의 등뼈는 S자 곡선 형태를 띠어 체중을 적절하게 분산시키고, 움직일 때 충격으로부터 뇌를 보호하는 역할을 한다.

등뼈는 뇌에서 이어지는 척수(등뼈 안에 들어 있는 신경세포-역주)라는 신경다발을 보호하고, 신경이 근육과 피부로 드나드는 통로 역할도 한다. 그 덕에 우리 인간은 등뼈를 통해 자신의 의지로 몸을 움직일 수 있으며 '덥다'와 '춥다' 등의 감각을 느낄 수 있다.

등뼈를 중심으로 한 갈비뼈(늑골)와 골반은 내장 기관을 보호한다. 이 때문에 심장과 위, 장 등은 일정한 위치에서 기능할 수 있다. 등뼈는 내장으로 이어지는 혈관을 보호하며, 등뼈에 분포하는 신경이 내장 기관 조절 기능을 한다. 따라서 등뼈는 위와 장 등 내장에 나타나는 모든 증상과 자연 치유력에 영향을 미친다. 다시 말해 등뼈가 건강을 잃으면 신체에 이상이 나타나고, 원래는 자연 치유될 수 있던 것도 낫기 어려워진다.

등뼈와 몸의 관계

뇌
진화 과정에서 뇌를 보호하기 위해 머리가 가장 위에 위치하게 되었고 등뼈는 세로로 길어졌다. 등뼈가 S자 곡선 형태를 띠는 이유는 움직일 때 받는 충격으로부터 뇌를 보호하기 위해서다.

감각
'햇살을 쬐니 따뜻하다' '부딪쳐서 아프다' 등의 피부 감각은 등뼈 속에 있는 척수를 통해 자각하는 것이다. 이것은 생존 능력과 직결된다.

내장
등뼈에 분포하는 신경은 내장과 이어져 있다. 우리가 의식하지 않는 동안 내장이 음식을 소화하고 흡수할 수 있는 것도 등뼈의 덕이다.

근육
걷고 달리는 등 모든 동작을 가능하게 하는 것도 등뼈다. 등뼈는 몸 전체의 근육을 조절하고 자유롭게 움직일 수 있다.

집에서 할 수 있는 간단한
'등뼈 진단'

등뼈의 상태를 점검해보자

지금 자신의 등뼈가 어떤 상태인지 진단해보자. '나 자신의 상태를 아는 것'이 변화의 첫걸음이다.

우선 팔을 등 쪽으로 뻗어 손으로 부드럽게 등뼈를 만져보자. 지나치게 목에 힘이 들어가지 않도록 주의한다. 통증이 느껴지는 부분이 있는가? 손이 잘 닿지 않아 직접 만지기가 어렵다면 주변 사람의 도움을 받아도 좋다.

다음은 벽에 등을 대고 서보자. 허리 뒤로 주먹 하나가 들어갈 정도의 공간이 있다면 허리의 전만(앞으로 볼록하게 굽은 등뼈의 배열 양상-역주)이 심한 상태이며, 어깨가 벽에 닿지 않는다면 소위 고양이등일 확률이 높다. 두 경우 모두 나쁜 자세가 등뼈에 큰 부담을 주고 있는 것이다.

마지막으로 바닥에 누워 무릎을 끌어안고 몸을 앞뒤로 흔들어 굴러보자. 등뼈 하나하나가 아무 문제 없이 바닥에 잘 닿는가? 통증은 없는가? 만일 어느 한 부분이 잘 움직이지 않거나 아픈 곳이 있는 사람은 주의가 필요하다.

이외에도 '예전과 비교해 키가 1cm 이상 줄었다' '심하게 엉덩방아를 찧은 적이 있는데 그 후로 허리와 등이 아프다' '아침에 일어나면 등과 허리에 통증을 느끼지만 움직이다 보면 차츰 편해진다' 등의 증상이 있는 사람도 등뼈에 문제가 있을 가능성이 크다. 여러분은 어떠한가?

TIP 1　고양이등이란?

'고양이처럼 등이 둥글게 굽은 것'을 말한다. 의식적으로 자세를 교정하면 개선할 수 있다. 이에 비해 노인성 척추후만증(등뼈가 뒤로 심하게 굽는 증상-역주)은 등뼈의 변형이나 근육의 위축 등이 원인이 되어 등이 굽은 것이어서 자세를 교정해도 개선되지 않는다.

TIP 2　퇴행성 변화란?

등뼈의 퇴행성 변성으로 나타나는 특징 중 하나. 노화로 인한 뼈와 연골의 파괴나 골증식(lippings) 등의 변화를 말한다. 등뼈의 퇴행성 변성 질환은 148쪽 참조.

간단한 등뼈 진단

Check 1 — 등뼈를 하나씩 만져보자

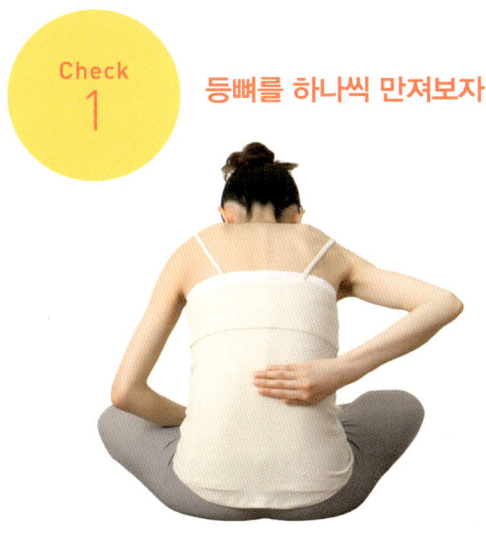

등뼈를 하나씩 손으로 만지며 느껴보자. 닿기만 해도 통증이 느껴진다는 것은 문제가 있다는 신호다. 허리 부근은 몸을 구부리면 뼈가 드러나므로 쉽게 만져볼 수 있다.

Check 2 — 벽에 등을 대고 서자

자세가 좋은지 나쁜지를 간단히 점검할 수 있는 방법이다. 어깨가 벽에 닿지 않는 경우 등이 굽었다는 뜻이다. 사진과 같이 머리 뒷부분과 어깨가 자연스럽게 벽에 닿고, 허리도 많이 떨어지지 않는 것이 좋은 상태다.

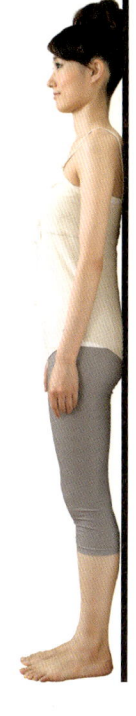

Check 3

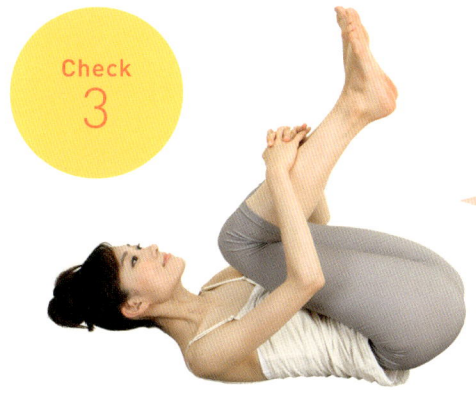

통증을 느낄 때
바닥을 구를 때 통증을 느낄 경우 허리 아래에 수건을 깔면 한결 편해질 것이다.

몸을 앞뒤로 굴러보자

바닥에 누워 무릎을 끌어안은 상태에서 몸을 앞뒤로 굴러보자. 등뼈 하나하나가 바닥에 맞닿는 느낌으로 하면 된다. 아파서 도저히 구르지 못하겠다는 사람은 이미 등뼈의 노화가 진행되었을 가능성이 있다.

> 등뼈에 통증이 있거나 등뼈를 자연스럽게 움직일 수 없는 사람, 고양이등인 사람은 2장에서 소개하는 '등뼈 바로 세우기' 운동을 꾸준히 실천하여 등뼈의 젊음을 되찾자.

안정성과 유연성이
높은 등뼈가 건강하다

이상적인 등뼈의 조건

건강한 등뼈의 조건은 무엇일까? 바로 안정성과 유연성이다. 안정적인 동시에 자유롭게 움직일 수 있는 것, 언뜻 상반된 조건처럼 보일 수 있지만 이 둘의 균형을 잘 유지하는 것이 중요하다.

안정성이란 다른 말로 하자면 지지성이라 할 수 있다. '기둥으로서 몸을 지탱할 수 있는' 상태가 이상적인 것이다. 이 상태라면 자세를 유지해도 최소한의 에너지만 소요될 뿐, 주변의 근육에는 부담을 주지 않는다. 반면 등뼈 자체 혹은 주변 근육에 통증이 있거나 측만증(등뼈가 휘는 증상. 사춘기 여성에게서 많이 발견된다. 149쪽 참조) 등을 앓고 있다면 안정성을 잃게 된다.

또한 등뼈에는 유연성이 필요하다. 잘 움직이지 않는 부분이 없고 등뼈 하나하나(척추뼈 또는 추골. 척추동물의 등뼈를 형성하는 뼈)가 어긋나지 않고 부드럽게 움직이는 것이 이상적이다. 유연성이 떨어지면 좀 더 쉽게 움직일 수 있는 부위로 부담이 집중되어 결국 장애로 이어질 수 있다. 등뼈 노화를 예방하기 위해서 의식적으로 운동을 습관화하자. 2장에서 소개하는 '준비 운동'과 '등뼈 바로 세우기'는 등뼈의 유연성을 높이고, 3장의 '스트레칭'과 '몸통 운동'은 몸통의 근육을 단련하고 하체를 유연하게 만들어 등뼈의 안정성을 높이는 효과를 얻을 수 있다. 등뼈는 트레이닝을 통해 충분히 이상적인 상태로 바뀔 수 있다.

건강한 등뼈의 두 가지 조건

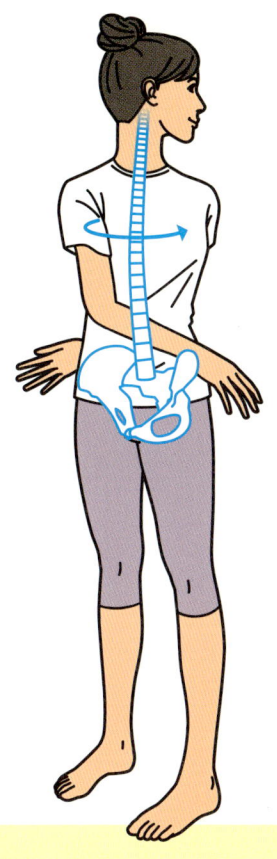

안정성

등뼈는 몸의 중심을 관통하는 뼈로, 기둥과 같은 역할을 한다. 척주기립근(척주세움근) 등 등뼈를 지탱하는 근육(36쪽 참조)을 단련하거나 하체를 유연하게 함으로써 안정성을 높일 수 있다. 나이가 들거나 잘못된 생활 습관으로 인해 안정성에 문제가 생기면 추간판과 인대가 받는 부담이 증가하여 노화가 앞당겨진다.

유연성

등뼈는 하나로 이어진 막대가 아니다. 목뼈(경추), 가슴등뼈(흉추), 허리뼈(요추), 엉치뼈(천골), 꼬리뼈(미골) 등의 많은 뼈들이 서로 맞물려 움직인다. 그래서 운동 부족이나 뒤틀림 등의 변형으로 등뼈를 잘 움직일 수 없게 되면 비교적 움직이기 쉬운 부위에 부담이 집중되어 등뼈 손상과 질병 발생의 원인이 된다. 등뼈를 이루는 뼈들이 균형을 이루며 움직일 수 있는 유연성이 필요하다.

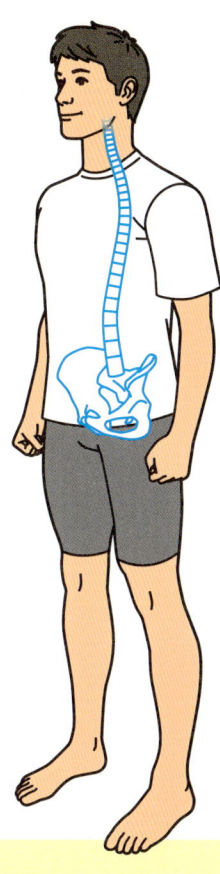

궁금증 1
머리 위에 무거운 짐을 얹으면 등뼈에 부담이 갈까?

머리 위에 무거운 짐을 얹어 운반하는 사람을 본 적이 있는가? 이것은 등뼈의 힘을 무엇보다도 잘 보여준다. 등뼈가 올바른 위치에 있으면 머리 위에 20kg의 짐을 얹어도 그 무게를 흡수하여 안정적으로 걸을 수 있다. 등뼈의 생리적 만곡(S자 곡선)을 유지한 올바른 자세라면 전혀 부담이 되지 않는다. 오히려 중력이 좋은 자극이 되어 뼈가 튼튼해진다.

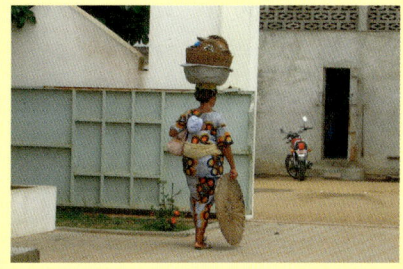

아프리카 페낭의 여성이 머리에 짐을 이고 가는 모습.

좋은 자세가
건강한 몸과 마음을 만든다

올바른 자세가 왜 중요한가?

올바른 자세가 중요하다는 말을 누구나 한 번쯤 들어보았을 것이다. 좋은 자세가 왜 중요한지 알아보자.

첫째, 등뼈 주변의 근육과 관절이 받는 부담이 줄어든다.

둘째, 외적으로 활기차 보이고, 내장도 건강하다. 등뼈와 주변 근육이 건강한 사람은 대부분 활력이 넘치며, 등뼈 안쪽의 내장 기능도 활발하다. 내장이 건강한 사람은 식욕이 왕성하고 감기 등의 작은 병에도 지지 않는다.

셋째, 심리 상태에 영향을 미친다. 기분이 우울하면 자세가 구부정해지기 쉽다. 그러면 내장이 눌려 제 기능을 하지 못할 뿐 아니라 등뼈나 근육에도 부담을 준다.

반대로 자세가 바르지 못하면 등뼈에 분포한 신경이 내장에 나쁜 영향을 미치고, 구부정한 자세가 통증을 일으켜 불안한 심리 상태를 유발한다. 이런 반응은 대부분 우리가 의식하지 못하는 사이에 이루어진다. 5장에서 자세히 소개하겠지만 동양의학의 경락이나 경혈도 이러한 점에 주목하고 있다.

> **TIP   자세가 바르면 건강한 것일까?**
> 보기에 자세가 좋아 보여도 실제로는 몸이 경직되어 유연성이 부족한 사람도 있다. 19쪽의 '등뼈 진단'이 어려웠던 사람은 주의하자.

나쁜 자세의 세 가지 유형

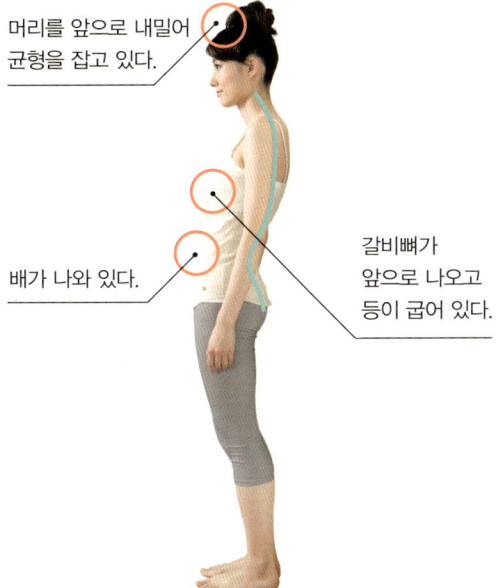

등형 : 가슴등뼈(흉추), 허리뼈(요추)에 부담이 많이 간다.

- 머리를 앞으로 내밀어 균형을 잡고 있다.
- 배가 나와 있다.
- 갈비뼈가 앞으로 나오고 등이 굽어 있다.

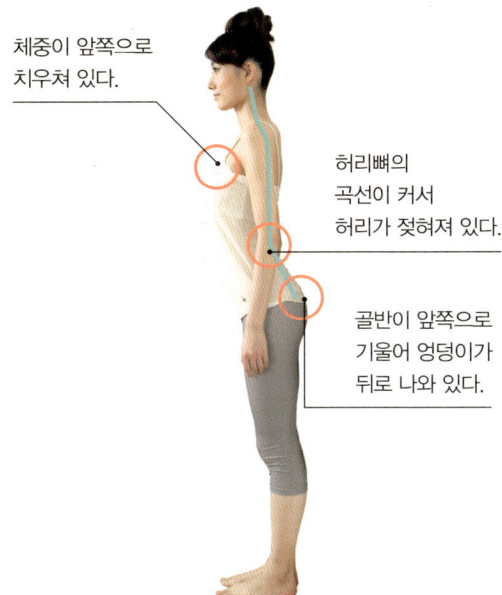

허리형 : 허리뼈(요추), 엉치뼈(천골)에 부담이 많이 간다.

- 체중이 앞쪽으로 치우쳐 있다.
- 허리뼈의 곡선이 커서 허리가 젖혀져 있다.
- 골반이 앞쪽으로 기울어 엉덩이가 뒤로 나와 있다.

올바른 자세

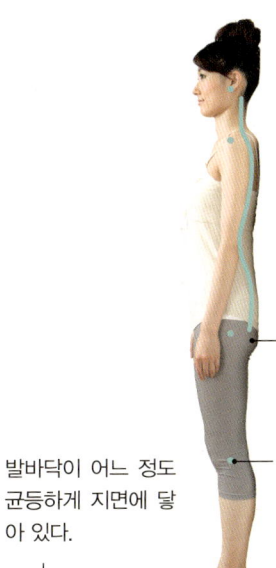

- 사진과 같이 등뼈의 S자 곡선을 유지한 상태에서는 움직일 때 지면으로부터 받는 충격과 중력을 흡수할 수 있다.
- 발바닥이 어느 정도 균등하게 지면에 닿아 있다.
- 귓불, 어깨, 대전자(큰돌기. 넓적다리뼈의 옆쪽 끝부분에 있는 커다란 돌기-역주), 무릎, 복사뼈가 일직선이 되어야 바람직하다.

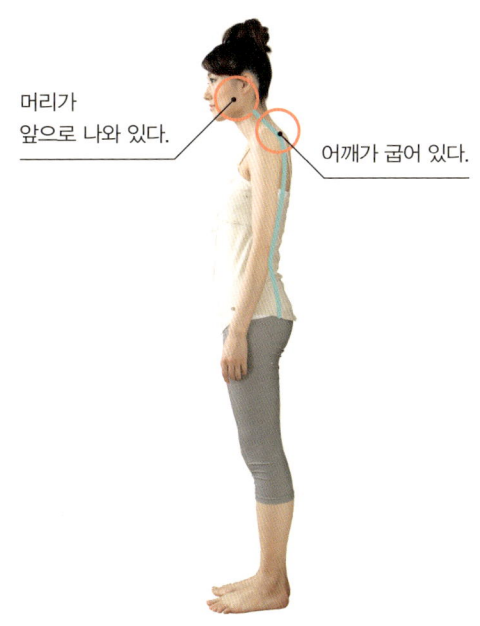

머리형 : 목뼈(경추), 가슴등뼈(흉추)에 부담이 많이 간다.

- 머리가 앞으로 나와 있다.
- 어깨가 굽어 있다.

등뼈의 노화를 촉진하는
잘못된 생활 습관

자주 하는 동작일수록 등뼈의 건강과 직결된다

앞에서 말했듯이 자세가 바르면 신체가 받는 부담이 줄어든다. 그런데 바른 자세가 좋다는 사실은 알고 있어도 평소 생활에서 어떻게 행동해야 할지 잘 모르는 사람이 많을 것이다. 지금부터는 등뼈에 부담을 주는 생활 습관과 예방법을 살펴보겠다.

먼저, 어떤 동작이든 등뼈의 완만한 S자 곡선을 유지하는 것이 기본이다. 예를 들어 세면대에서 허리를 구부려 얼굴을 씻거나, 몸은 가만히 있는 상태에서 얼굴만 돌려 TV를 보는 등의 행동은 사소하지만 자주 하면 등뼈에 부담을 많이 줄 수 있다. 특히 엉거주춤한 상태에서 몸을 옆으로 비트는 동작은 허리에 상당히 좋지 않다. 그러므로 얼굴을 씻을 때는 허리를 구부리지 말고 무릎을 굽혀 고관절부터 몸을 숙이며, TV를 볼 때는 얼굴뿐만 아니라 몸도 TV 쪽으로 향하게 한다. 무거운 짐을 들어 올릴 때는 옆으로 방향을 바꾸는 동작에 특별히 주의하자.

오랫동안 같은 자세로 있는 것 역시 좋지 않다. 오래 앉아 있어야 할 경우에는 한 시간에 한 번은 자리에서 일어나 몸을 움직이는 습관을 들이자. 그러나 계속 앉아 있다가 갑자기 일어선다든지 해서 같은 자세를 취하다가 갑자기 다른 동작을 하면 등뼈를 다칠 수 있으므로 주의하자. '이럴 때가 위험하다'는 사실을 알고 움직이기만 해도 등뼈 손상을 예방할 수 있다.

등뼈를 망치는 위험한 '생활 습관'

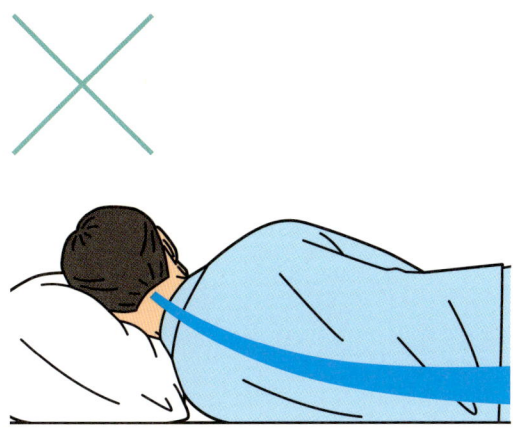

베개가 너무 높거나 낮으면 목과 주변의 근육에 부담을 주어 등뼈의 노화를 유발한다. 베개를 고를 때 등뼈의 S자 곡선이 유지되는 높이를 기준으로 선택한다. 잠을 자도 피곤이 가시지 않는 사람은 베개가 자신과 맞지 않을 가능성이 있다. 또한 옆으로 눕기보다는 똑바로 누워 자는 편이 등뼈에 좋다.

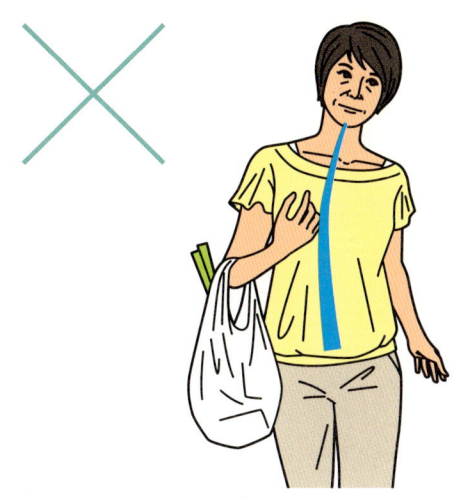

가방이나 짐을 항상 같은 쪽 손으로 드는 사람은 주의하자. 중력에 지지 않으려 반대 방향인 위쪽으로 힘이 작용하므로 한쪽 팔과 한쪽 등 근육에 부담이 간다. 양쪽으로 자주 번갈아 들며 많은 부담이 가지 않도록 예방하자.

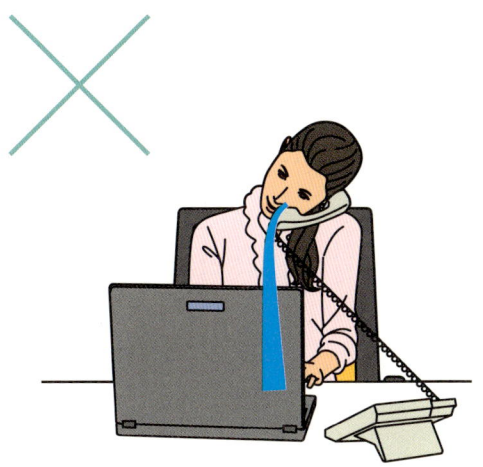

컴퓨터 화면이 눈높이보다 너무 높으면 목에 부담이 많이 간다. 컴퓨터 화면을 가능한 한 눈높이에 맞추거나 조금 아래가 되도록 조정하자. 또한 어깨와 귀 사이에 전화기를 끼운 채 통화하면 등뼈가 부자연스럽게 휠 수 있으므로 이 자세는 피하는 것이 바람직하다.

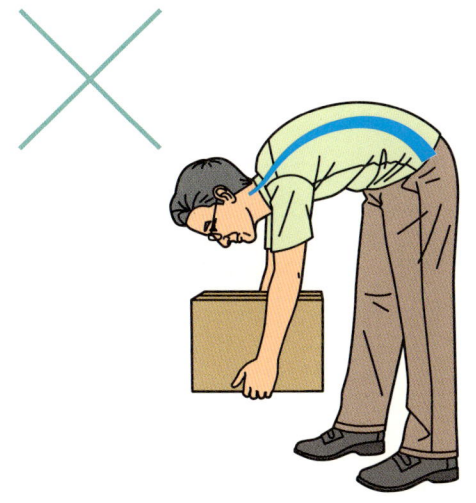

엉거주춤한 자세는 허리(허리뼈)에 큰 부담을 준다. 양치질이나 세안을 할 때 등을 둥글게 구부리는 것도 마찬가지로 좋지 않다. 고관절(엉덩관절)을 이용해 몸을 굽히거나 발판을 이용해 높이를 조정하는 등의 방법으로 부담을 줄이자.

해부도로 보는
등뼈의 구조와 기능

생명의 근간이 되는 등뼈

지금부터는 등뼈의 구조를 자세히 알아보자. 해부학 관점에서 등뼈의 특징을 알면 등뼈를 좀 더 잘 관리할 수 있을 것이다.

등뼈는 20여 개의 뼈가 이어져 척주(신체 몸통의 중축을 이루는 뼈와 연골 기둥-역주)라는 하나의 기둥을 이룬다. 척주가 형성하는 부드러운 S자 곡선은 걸을 때 발생하는 지면 마찰을 완화한다.

각각의 부위마다 관절의 방향이나 기능이 달라 목뼈(경추), 가슴등뼈(흉추), 허리뼈(요추), 엉치뼈(천골), 꼬리뼈(미골)와 같이 다른 명칭을 지닌다. 이 정밀한 구조 덕에 우리 인간은 몸을 비틀거나 굽히는 등의 다양한 동작을 할 수 있다. 하지만 20세가 지나면 혈관을 통해 등뼈 사이의 연골, 이른바 추간판(척추사이원반)에 영양소가 공급되던 것이 중단된다. 그렇다고 너무 걱정할 것은 없다. 몸을 움직이면 주변의 혈관에서 영양을 흡수할 수 있으므로 운동을 생활화하는 것이 중요하다.

등뼈 속에 있는 척주관에는 척수라는 신경 다발이 있으며, 그 주변에 혈관과 신경이 그물코 모양으로 분포하며 뇌척수액이 흐른다. 이렇게 등뼈는 신경과 혈관을 보호하면서 인간의 자유로운 동작을 가능하게 하는 곳이자 생명의 근간이 되는 부위다.

> **TIP 추간공이란?**
> 위아래 등뼈 사이에 생기는 구멍 같은 공간을 추간공(척추사이구멍)이라 한다. 신경과 혈관이 분포하는 곳이다.
>
> **TIP 전만이란?**
> 등뼈에는 직립보행을 하는 인간에게 효율적인 S자 곡선이 있다. 목뼈는 전만(앞으로 휘어진 상태), 가슴등뼈는 후만(뒤로 휘어진 상태), 허리뼈는 전만(앞으로 휘어진 상태), 엉치뼈와 꼬리뼈는 후만(뒤로 휘어진 상태)의 곡선 형태를 띤다.

등뼈의 구조

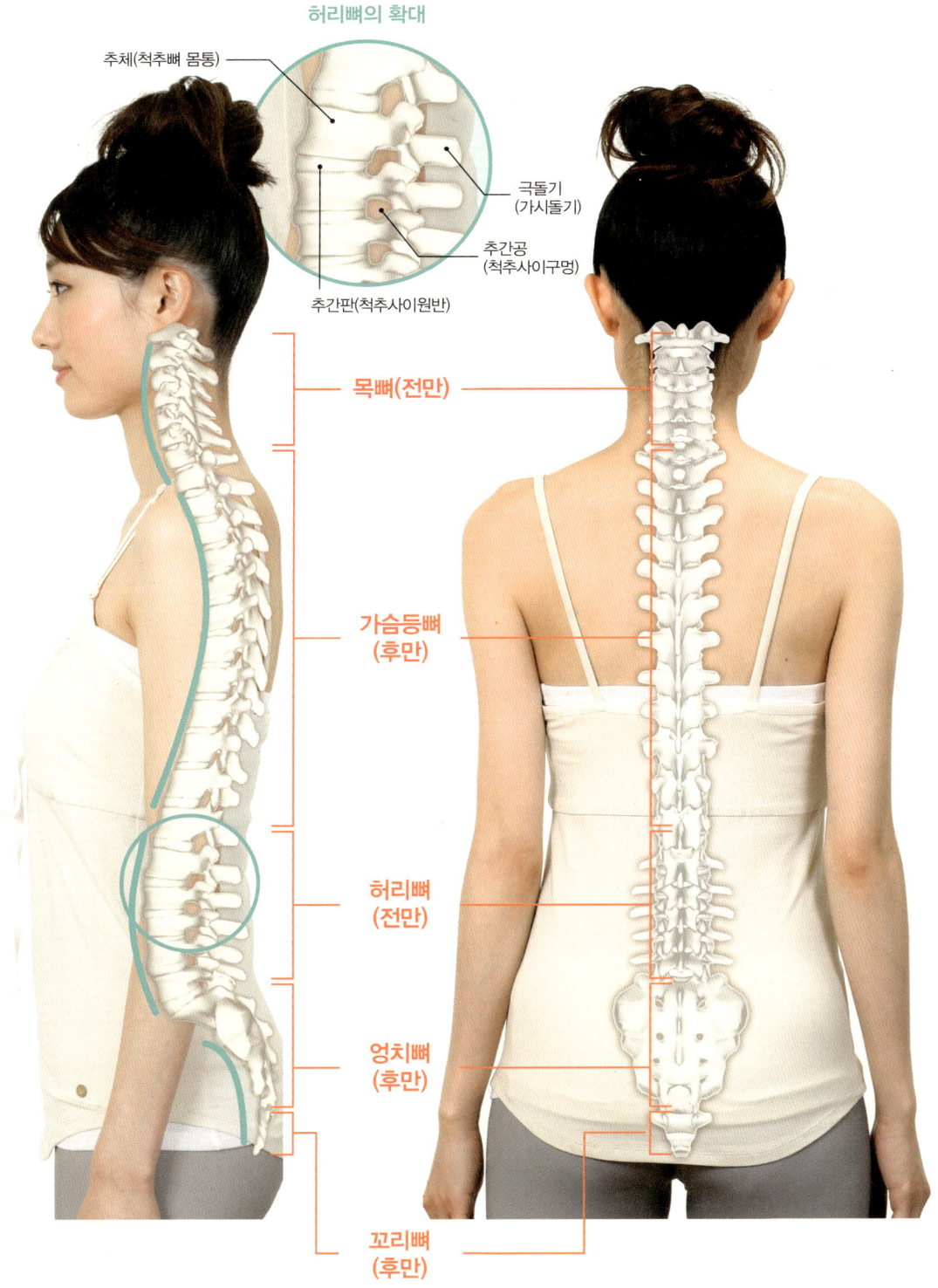

Chapter 1 • 무병장수의 비밀이 숨어 있는 등뼈의 구조

목뼈 (경추)

목등뼈라고도 하며, 머리가 적절한 위치에 오도록 유도한다

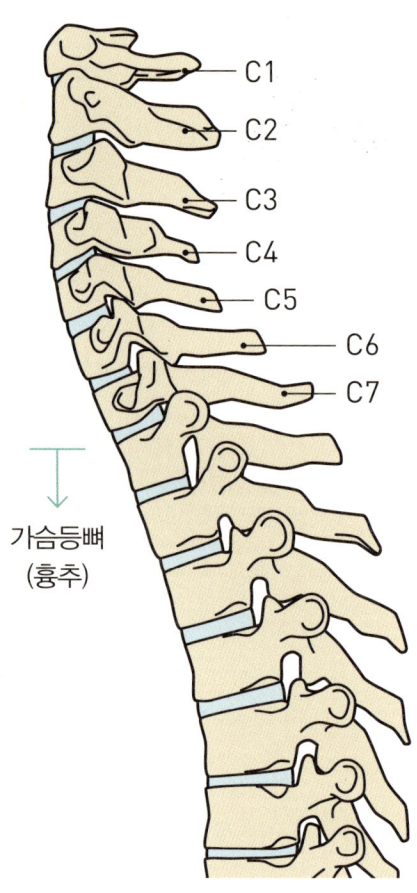

가슴등뼈
(흉추)

- 목뼈는 C1~C7(목뼈 1~7번), 즉 7개로 구성된다.
- 구부리고 비트는 등 자유롭게 움직일 수 있다.
- 머리와 1번 목뼈는 앞뒤로 움직인다.
- 1, 2번 목뼈는 모양이 특이하다.
- 주로 손, 팔과 관련된 신경이 분포한다.

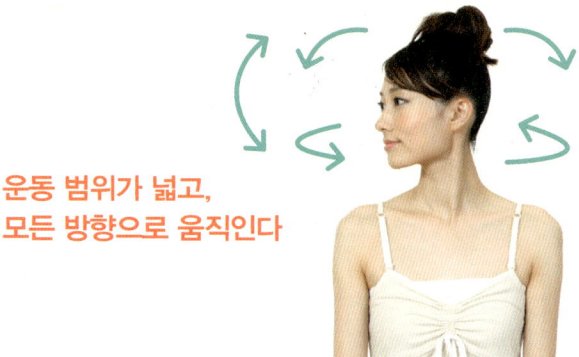

운동 범위가 넓고, 모든 방향으로 움직인다

목뼈는 회전(돌리는 동작)을 중심으로, 등뼈 중에서 가장 잘 움직이는 것이 특징이다. 이것은 어떤 자세에서도 눈의 수평을 유지하고, 머리를 적절한 위치에 유지하기 위해서다. 이처럼 목뼈는 움직임이 크므로 안정을 위해 뼈를 쌓아 놓은 듯한 구조로 되어 있다. 또한 1, 2번 목뼈는 쉽게 회전할 수 있는 형태로, 목뼈 회전의 약 50%가 이곳에서 이루어진다.

Close Up

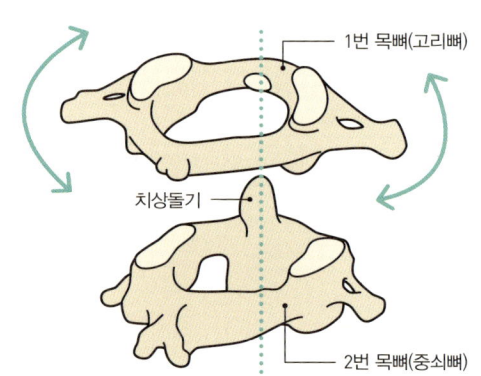

7개의 목뼈 중에 1, 2번 목뼈는 비전형적인 모양과 기능을 지녔다. 고리 모양의 1번 목뼈는 척추뼈 몸통(추체)이 없어 고리뼈(환추)라고 부른다. 2번 목뼈는 스님 머리 모양의 치상돌기(치돌기) 부분을 가지고 있어 중쇠뼈라 한다. 목뼈는 2번의 치상돌기를 축으로 1번이 회전하기 쉬운 구조로 이루어져 있다. 1번과 2번 목뼈를 연결하는 관절을 고리중쇠관절이라 부른다.

자세가 중요하다

원래 목뼈는 앞쪽으로 C자형 곡선(전만)을 그리지만, 스마트폰이나 컴퓨터를 다룰 때 자세에 영향을 받아 곡선이 일자가 되거나(일자목) 이와는 반대로 뒤쪽으로 휘는(후만) 사람이 늘고 있다. 이렇게 되면 목뼈가 원래 각도에서 벗어나 머리가 앞으로 돌출되는 나쁜 자세를 취하게 된다. 결과적으로 등 쪽 근육이 중력에 지지 않으려 크레인처럼 머리를 뒤로 잡아당기기 때문에 목뼈가 지나친 부담을 받아 어깨 결림, 두통 등이 생긴다.

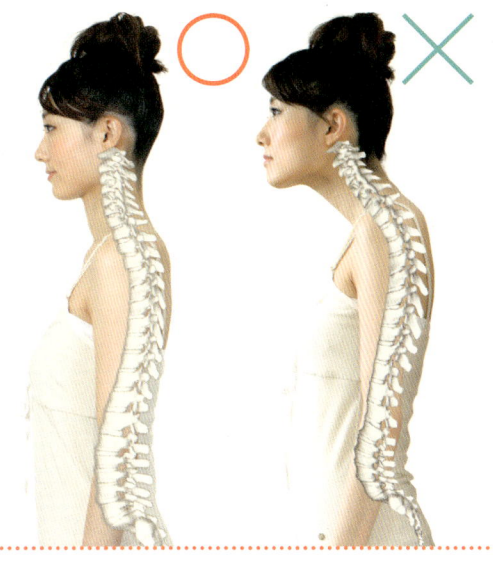

일자목의 예

만져보면 현재 상태를 알 수 있다

실제로 자신의 뒷목을 만져보면 2, 7번 목뼈는 가시돌기의 돌출 정도가 크므로 쉽게 알 수 있다. 하지만 3, 4, 5번 목뼈는 정확히 앞으로 휘어져 있는 부위이므로 잘 만져지지 않는다. 만일 목뼈 전체가 뒤로 나온 느낌이 들거나 한가운데 부분이 뒤로 돌출된 것 같다면 일자목이나 후만일 가능성이 있다.

척추동맥(추골동맥)이 통과한다

1~6번 목뼈의 가로돌기구멍에는 뇌에 영양을 공급하는 혈관, 즉 척추동맥이 통과한다. 혈관을 뼈가 감싸는 이유는 중요한 혈관을 지키기 위해서라고 생각할 수 있다. 척추동맥은 목뼈의 움직임이나 노화의 영향을 받기 쉬우므로, 현기증이 있는 사람이나 고령자는 과도하게 턱을 들어 올리거나 그 상태에서 머리를 돌리는 동작은 주의한다.

Check! ### 목뼈가 잘 움직이는지 점검하자

고개를 숙였다 들었다 해보자. 똑바로 위를 향하는지 아닌지 다른 사람에게 관찰하도록 부탁하는 것도 좋다. 도중에 코나 턱이 일직선에서 벗어나거나 가글을 할 정도밖에 목이 젖혀지지 않는다면 주의가 필요하다. 고개를 숙일 때는 무리해서 지나치게 깊이 숙이지 않도록 한다.

목을 좌우로 돌렸을 때 50~70도 정도 돌릴 수 있다면 바람직하다. 목뼈를 돌렸을 때 좌우 각도에 차이가 있거나 50도도 돌리지 못한다면 목뼈의 노화가 진행되었을 가능성이 있다.

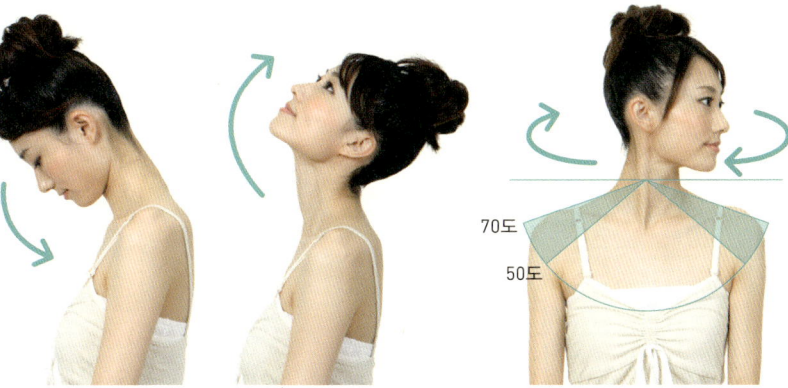

가슴등뼈 (흉추)
동작에 제한을 받기 쉽고, 보이지 않는 문제가 생길 수 있다

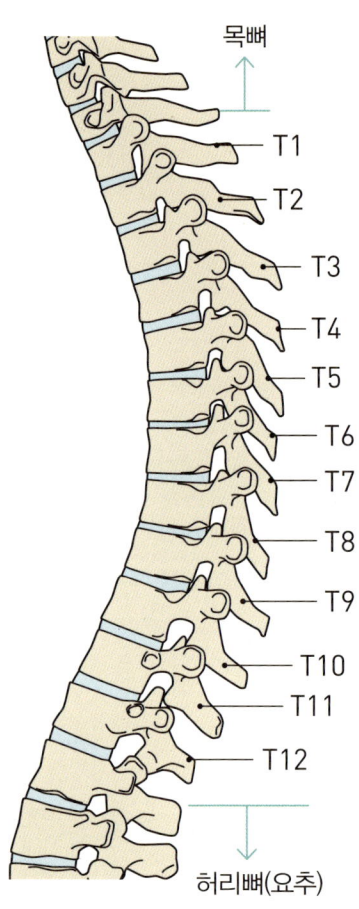

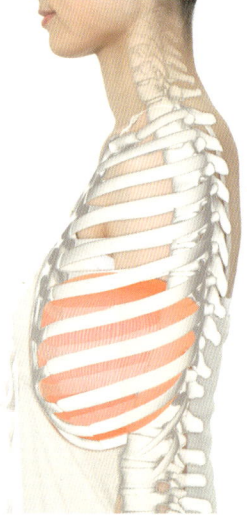

유연성을 높이는 것이 중요하다

갈비뼈로 둘러싸인 가슴등뼈는 원래 움직이는 것이 주요 기능이 아니기 때문에 유연성이 떨어지는 경향이 있다. 이 때문에 가슴등뼈를 대신해 목뼈와 허리뼈가 많이 움직인다. 이 때문에 현대인은 어깨 결림과 허리 통증에 많이 시달리므로 2장에서 소개하는 등뼈 비틀기(64쪽 참조) 등으로 가슴등뼈의 유연성을 높이자.

회전은 잘하지만 갑작스러운 부상이 잦다

가슴등뼈는 구부리거나 젖히는 동작은 잘 안 되는 반면, 회전 범위가 넓다. 그래서 몸을 비트는 동작은 목뼈를 제외하면 거의 가슴등뼈에서 이루어진다. 그런데 유연성이 떨어져 생각처럼 잘 움직이지 않으므로 무리하게 비틀다가 다치는 사람이 많다.

Close Up

가슴등뼈가 잘 젖혀지지 않거나 움직이지 않는 이유는 추간판이 얇고 가시돌기가 길기 때문이다. 가슴등뼈가 이런 구조를 가지게 된 이유는 가슴등뼈 앞에 가슴우리를 구성하는 가슴뼈가 있고 그 주변에는 갈비뼈가 있어서 가슴등뼈가 크게 벌어져 펴지면 심장과 폐 등 중요한 장기가 눌려 손상을 입을 수 있기 때문으로 추측할 수 있다.

- 가슴등뼈는 T1~T12(가슴등뼈 1~12번), 즉 12개의 뼈로 구성된다.
- 가슴등뼈는 목뼈보다 크고 허리뼈보다 작다.
- 갈비뼈, 복장뼈와 함께 가슴우리(흉곽. 폐와 심장을 보호하는 바구니 모양의 골격)를 형성한다.

가슴등뼈 11, 12번은 모양과 움직임이 다르다

가슴등뼈 11번과 12번은 갈비뼈가 짧아 움직임이 커진다. 또한 후관절(추간관절)의 모양이 다르고 앞뒤로 굽혔다 펴는 동작이 주를 이룬다. 10번까지는 굽혔다 펴는 동작이 잘 안 되는 구조지만 11번부터는 가능하기 때문에 갑작스러운 동작으로 손상을 입기 쉽다. 이 부근에는 위유혈, 위창혈 등 위와 관련된 경혈(105쪽 참조)이 있으며 신경도 드나든다. 또한 압박골절이 발생하기 쉬운 부위로 엉덩이 부위의 통증과도 관계가 깊다.

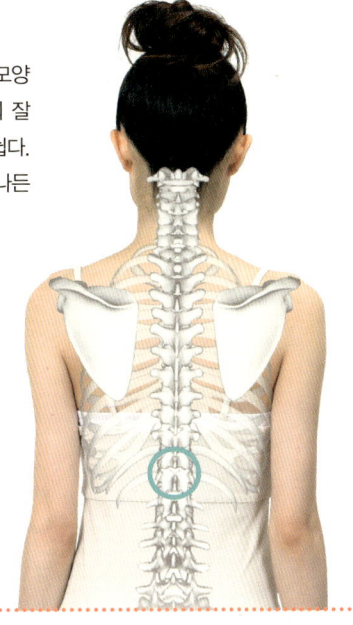

가슴등뼈 4~6번까지는 목뼈라고 할 수도 있다

머리와 목의 움직임은 목뼈가 주로 담당하지만 가슴등뼈 4~6번에 붙어 있는 근육도 관여하므로 여기까지 목뼈라고 생각할 수 있다. 최근에는 컴퓨터 작업과 스마트폰 사용이 증가하여 어깨 결림 등이 증가하는데, 그 원인이 이 부위에서 나타나는 어깨뼈와 가슴우리의 긴장이다.

자율신경과 관련이 있다

42쪽에서 자세히 설명하겠지만 가슴등뼈는 자율신경과 깊은 관련이 있다. 그렇기 때문에 가슴등뼈의 가동성이 저하되거나 변형이 생기면 신경에 영향을 주어 심리 문제나 내장 기관의 문제가 발생하기도 한다.

Check! 가슴등뼈가 움직일 수 있는 정도를 점검하자

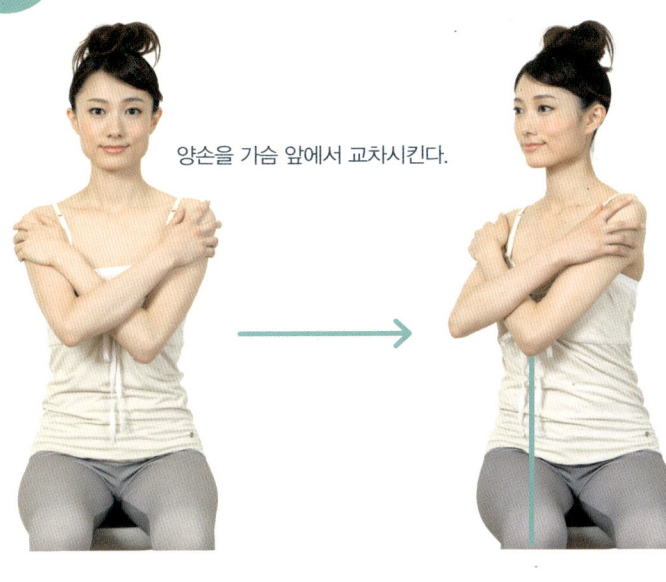

양손을 가슴 앞에서 교차시킨다.

골반을 고정한 채로 상체를 오른쪽으로 비튼다. 팔꿈치가 허벅지 가운데까지 온다면 가슴등뼈가 제 기능을 하는 것이다. 반대쪽도 동일하게 행하고 양쪽 차이를 점검한다.

허리뼈 (요추)

등뼈의 주요 부위로, 상체를 구부리고 펴는 동작의 대부분을 담당한다

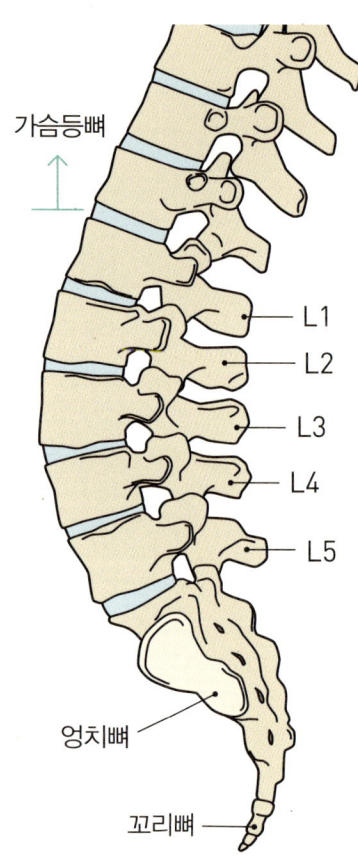

추간판이 커서 디스크에 걸리기 쉽다

허리뼈는 자체가 크기 때문에 추간판(척추사이원반)도 등뼈 중에서 가장 크다. 그런데 허리뼈 아랫부분은 인대가 얇아 보호 기능이 약하므로 추간판탈출증이 쉽게 발생한다. 허리뼈 4, 5번에서 발병이 잦은 것은 이런 구조 때문이라 할 수 있다.

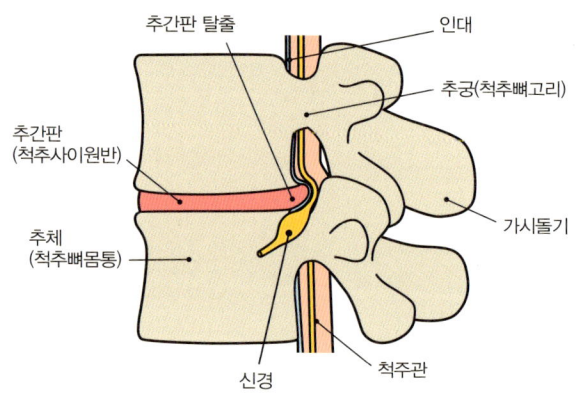

추간판탈출증이란 등뼈의 쿠션 역할을 담당하는 추간판(척추사이원반)이 변형을 일으켜 금이 가고 그 속의 수핵이 뒤로 튀어나와 신경을 압박하여 통증이 발생하는 것이다. 이를 흔히 디스크라 부른다. 추간판은 조직이 물러 뒤쪽 바깥으로 튀어나오는 경우가 많다. 몸을 앞으로 구부리거나 구부린 채로 허리를 비트는 동작은 추간판에 손상을 줄 수 있으므로 추간판탈출증이 있는 사람은 주의하도록 한다.

갈비뼈의 흔적이 있다

허리뼈에는 갈비뼈의 흔적이라 할 수 있는 돌기가 있다. 말랑말랑하여 잘 구부러지므로 마른 사람은 쉽게 만질 수 있다. 지압할 때 뭉쳐 있다고 착각하여 힘껏 누르면 부러질 수 있으므로 주의한다.

- 허리뼈는 L1~L5(허리뼈 1~5번), 즉 5개로 구성된다.
- 추간판탈출증이 발병하기 쉽다.
- 구부리거나 젖히는 동작이 용이하다. 상체를 굽히거나 펴는 동작의 약 70%를 담당한다.
- 주로 하체의 감각 및 운동과 관련된 신경이 분포한다.
- 허리뼈 5번과 엉치뼈는 개인에 따라 뼈의 모양이 다르다.

가동 범위가 넓다

허리뼈는 관절면의 각도가 넓어 몸을 굽히거나 젖히는 동작을 하는 데 유리하다. 상체를 구부렸다 펴는 동작의 약 75%는 허리뼈가 담당한다.

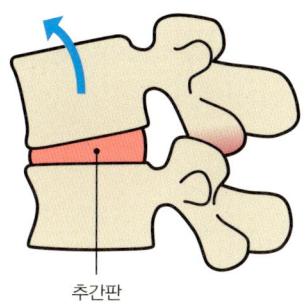

몸을 구부릴 때 허리뼈의 상태. 추간판이 쿠션처럼 충격을 흡수하므로 자유롭게 움직일 수 있다.

추간판

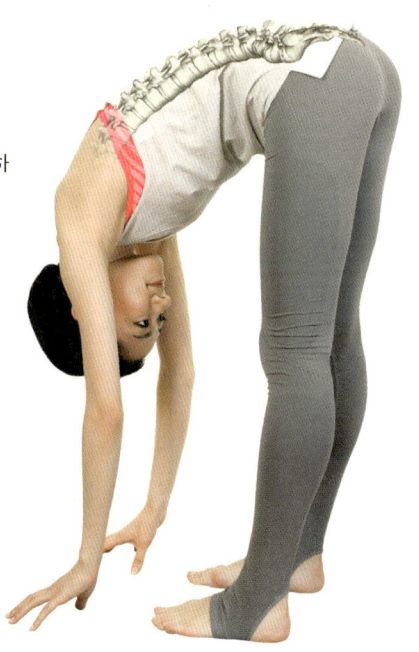

허리뼈 전만은 인간의 특징

허리뼈가 전만(앞으로 휜 상태)인 것은 인간에게만 있는 특징이다. 사실 인간의 태아는 허리뼈가 후만(뒤로 휜 상태)이지만 두 발로 서서 걷기 시작하면서 전만이 되어간다. 성인이 의자에 걸터앉거나 엉덩이를 앞으로 내밀고 앉으면 후만이 되기 쉽다.

안정성이 필요하다

허리뼈는 무거운 몸을 지탱할 때 가슴등뼈처럼 갈비뼈라는 지지대가 없으므로 안정성이 필요하다. 그리고 구부리고 펴는 동작을 중심으로 등뼈 중에서도 특히 가동 범위가 넓다. 따라서 허리뼈의 손상을 막기 위해서는 주변의 근육이 제 기능을 하고, 위아래의 뼈나 관절이 자연스럽게 맞물리는 것이 중요하다.

Check! 허리를 펼 수 있는 정도를 점검하자

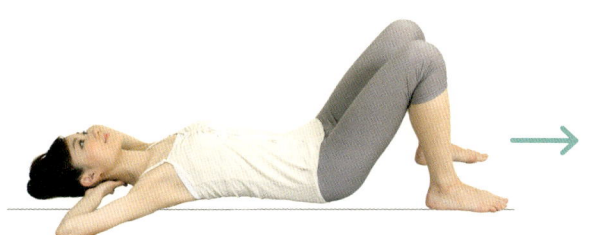

똑바로 누워 무릎을 세우고 머리 밑에서 두 손으로 깍지를 낀다.

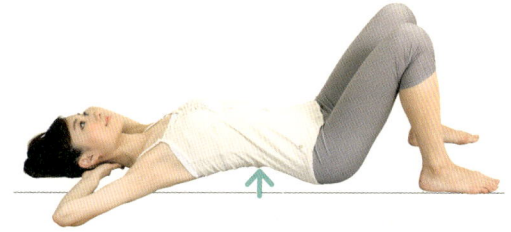

이 상태에서 등은 바닥에 붙인 채로 골반을 움직여 허리만 들어 올린다. 바닥에서 주먹 하나 정도 들어갈 공간이 생기면 허리뼈는 충분히 펴지는 것이다.

엉치뼈 (천골)

허리뼈와 함께 몸의 균형을 잡는다

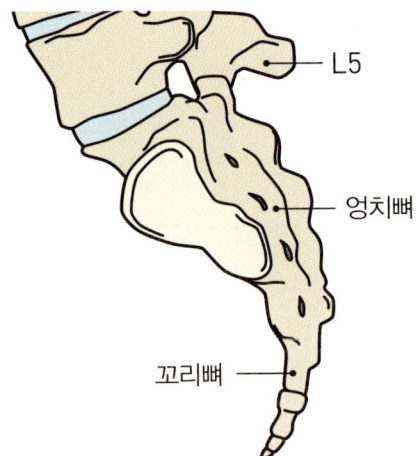

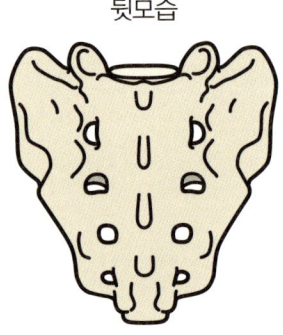

뒷모습

좌우로 체중을 분산하는 역할

엉치뼈는 골반의 중앙에 위치하며 체중을 좌우로 분산하는 핵심 역할을 한다. 특히 엉치뼈 위쪽은 허리뼈와 관절로 연결되어 있어 매우 중요하다.

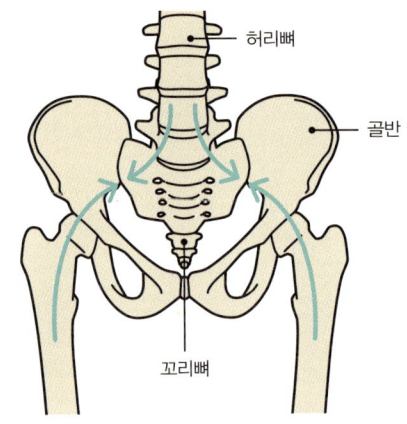

엉치뼈의 기울기로 허리뼈의 곡선이 결정된다

허리가 과도하게 젖혀진 상태를 '척추전만증'(허리뼈 부위가 앞으로 볼록하게 굽은 척추 배열 양상-역주)이라 하는데, 사실 허리뼈 곡선은 엉치뼈에 의해 결정된다. 엉치뼈의 윗부분이 앞으로 넘어가 골반이 앞으로 기울면 허리뼈의 곡선이 커져 허리뼈 전만증이 된다. 반대로 엉치뼈가 뒤로 넘어가 골반이 뒤로 기울면 허리뼈의 곡선이 작아진다.

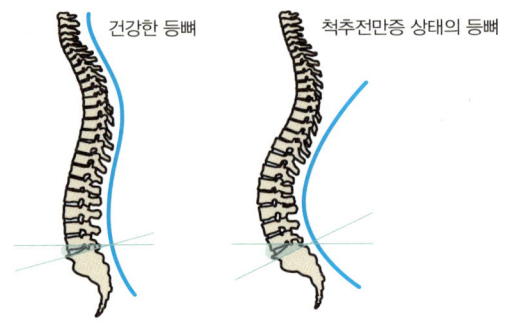

- 골반의 일부이다.
- 등뼈 중에서 가장 크다.
- 앞뒤로 난 구멍으로 신경이 지난다.
- 척주관에서 이어지는 엉치뼈관(천골관)이 뇌척수액과 신경을 보호한다.
- 궁둥신경(좌골신경)을 형성하는 신경도 분포한다.

꼬리뼈 (미골)
꼬리가 퇴화된 흔적으로, 사람마다 개수가 다르다

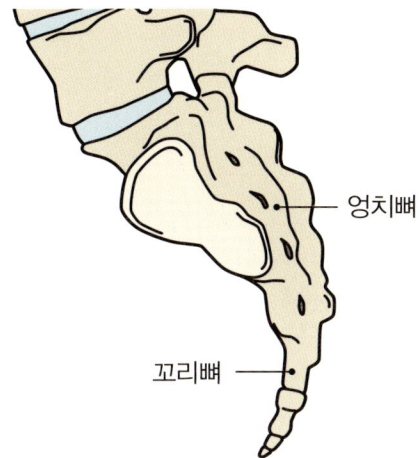

엉치뼈
꼬리뼈

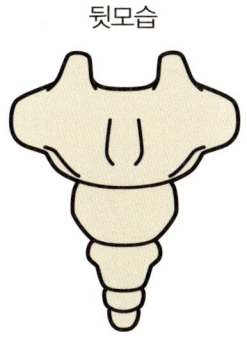

뒷모습

- 작은 뼈 3~5개로 이루어져 있다.
- 골반의 일부이다.
- 등뼈 중에서 가장 아래에 있다.
- 어려서는 나뉘어 있지만 성장하면서 하나로 붙는다(융합된다).

등뼈의 가장 아랫부분에서 자세를 조절한다
꼬리뼈에는 골반 아래 해먹 모양으로 뻗은 골반기저근의 일부가 붙어 있다. 골반기저근은 내장을 떠받치는 한편, 불안정해지기 쉬운 허리뼈를 안정시키는 역할을 한다. 골반기저근의 상태에 따라 꼬리뼈와 엉치뼈의 위치, 각도 등이 결정되므로 허리뼈의 곡선에도 영향을 미친다. 꼬리뼈는 등뼈의 가장 아랫부분에서 자세를 조절한다.

꼬리뼈 통증과 앉는 자세의 관계
의외로 꼬리뼈의 통증을 호소하는 사람이 많은데 이는 앉는 자세가 원인일 수 있다. 허리가 둥글게 굽은 상태로 오랫동안 앉아 있으면 궁둥뼈(좌골. 골반의 아랫부분)가 아닌 피하조직이 얇은 꼬리뼈로 지탱하게 되어 중력의 부하를 직접적으로 받는다. 꼬리뼈만으로는 중력을 충분히 감당할 수 없기 때문에 통증이 발생한다. 일어설 때 꼬리뼈가 아픈 사람은 주의하자. 또한 과거 엉덩방아를 찧은 경험이 있거나 심리 문제, 내장 기관의 문제가 있을 때 통증이 발생할 수 있다.

머리뼈(두개골)와도 이어져 있다
뇌를 보호하는 머리뼈와 척수를 보호하는 등뼈 속을 순환하는 물질이 '뇌척수액'이다. 뇌척수액은 신경세포에 영양을 공급하고 노폐물을 배설하는데, 꼬리뼈는 뇌로 뇌척수액을 올려보내기 위한 펌프 작용을 담당한다. 또한 머리뼈와 꼬리뼈는 뇌척수막으로 이어져 있어 꼬리뼈의 문제가 몸 전체에 영향을 줄 수 있다.

등뼈를 지탱하는 근육의 종류

표층부

승모근(등세모근)
어깨에서 등까지 덮고 있어 '수도승의 세모꼴 두건'과 유사하다 하여 붙여진 이름. 어깨 결림과 관련 있는 대표적 근육으로 반중력근(항중력근. 중력에 지지 않도록 몸을 끌어올리는 근육)으로서 중요하다.

견갑거근(어깨올림근)
견갑골(어깨뼈)을 목뼈 쪽으로 끌어올리는 기능을 한다. 평소 가방을 한쪽 어깨에 메고 떨어지지 않게 하는 동작은 이 부위에 부담을 주어 심한 어깨 결림의 원인이 된다. 스트레스의 영향을 쉽게 받는다.

견갑골(어깨뼈)

광배근(넓은등근)
상반신에서 가장 큰 근육. 등뼈와 골반, 늑골(갈비뼈)과 견갑골(어깨뼈), 상완골(위팔뼈)까지 연결한다. 어깨와 팔 동작에도 관여한다.

능형근(마름근)
견갑거근(어깨올림근), 전거근(앞톱니근. 66쪽 참조)과 함께 움직이며 어깨뼈의 위치를 결정짓는 중요한 근육. 대능형근(대마름근), 소능형근(소마름근)으로 나뉜다. 어깨뼈를 등뼈 가까이로 끌어당길 수 있다.

골반

중간부

판상근(널판근)
목뼈와 가슴등뼈를 연결하는 두 개의 근육이 존재한다. 반극근(반가시근)(38쪽 참조)과 함께 머리가 앞으로 기울지 않도록 하는 역할을 하므로, 스마트폰을 사용하는 등 아래쪽을 응시한 자세로 오랫동안 작업할 경우 긴장하기 쉽다.

후거근(뒤톱니근)
중간부에 있으며 등뼈와 갈비뼈를 잇는다. 위아래로 나뉘어 각각 호흡에 관여한다. 특히 후하거근(아래뒤톱니근)은 발돋움을 하여 무리하게 몸을 쭉 늘일 때 갑작스레 손상을 입기 쉽다.

흉요근막 (등허리근막, 등허리널힘줄)
등과 허리 부위에 있는 광배근, 척주기립근 등의 근육을 하나로 연결하는 두꺼운 막.

극근(가시근)
척주기립근의 가장 안쪽 근육

흉최장근(등가장긴근)
척주기립근의 한가운데에 있는 근육

장늑근(엉덩갈비근)
척주기립근의 가장 바깥쪽 근육

척주기립근(척주세움근)
허리 윗부분의 등뼈를 보호, 지탱해 직립 자세를 형성하고 등뼈를 굽히거나 젖히는 근육군. 변비나 호흡, 기침이나 재채기 등의 생리 현상을 보조하는 기능도 있다.

최심층부

후두하근(뒤통수밑근)
승모근 같은 근육의 깊은 곳에 있는 작은 근육. 눈의 피로나 두통, 심리적 요인과 깊은 관계가 있다. 머리의 위치를 느끼는 감각이 있어 머리를 보호하고 적절한 위치에 유지하는 기능을 한다.

횡돌간근(가로돌기사이근)
위아래로 있는 등뼈의 가로돌기를 연결하는 작은 근육. 목뼈와 가슴등뼈에 발달했으며 등뼈를 옆으로 구부릴 수 있는 기능이 있다. ※그림에서는 목뼈의 일부만 표시

회전근(돌림근)
가슴등뼈에 발달했으며 등뼈를 회전시키고 보호하는 기능이 있다. 등뼈의 상태를 감지하는 감각이 있으므로 등뼈 비틀기(64쪽 참조)로 자극하는 것이 좋다.

반극근(반가시근)
머리, 목, 가슴 부위로 나뉘며 판상근과 함께 머리가 앞으로 쓰러지지 않도록 끌어당기는 역할을 한다.

다열근(뭇갈래근)
허리 부분에 특히 발달한 심층근. 허리를 조여주는 역할을 하는 복횡근과 골반저근군 등을 돕는다. 허리뼈의 자세를 유지하는 기능이 있다.

극간근(가시사이근)
위아래의 극돌기(가시돌기)를 연결하는 작은 근육. 목뼈와 가슴등뼈에 발달했으며 등뼈를 젖히는(후굴) 기능이 있다.

목 부위

경장근(긴목근)
목뼈와 가슴등뼈를 연결하는 앞쪽의 가늘고 긴 근육. 목뼈가 앞으로 휘도록 하는(전굴) 역할을 한다. 고양이등과 일자목인 사람은 이 부위에 문제가 많다.

두직근(머리곧은근)
머리와 목뼈 1번을 연결하는 작은 근육. 머리를 앞으로 숙이는 기능을 한다.

사각근(목갈비근)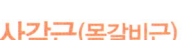
목뼈와 위쪽 갈비뼈 2개를 연결하며, 호흡과 관련이 있다. 또한 머리와 턱의 위치와 관계가 있어 이 부분이 긴장하면 심한 어깨 결림과 팔이 무겁고 저리는 등의 증상이 발생한다.

두장근(긴머리근)
목뼈 앞에 있는 가늘고 긴 근육으로 머리를 앞으로 숙일 때 사용한다. 깊은 곳에 있기 때문에 의식하기 어렵다.

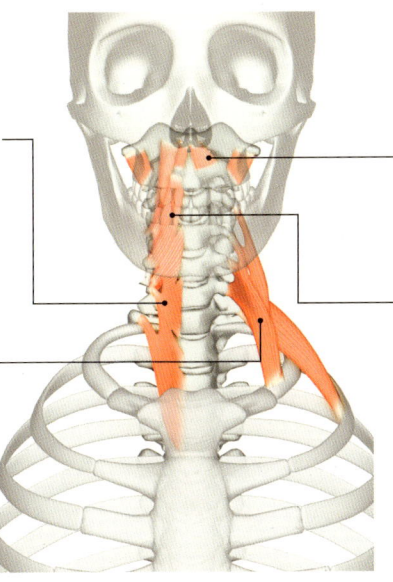

허리 부위

요방형근(허리네모근)
골반과 허리뼈, 갈비뼈를 연결하는 근육으로 허리를 안정시켜 자유롭게 움직일 수 있게 지탱한다. 횡격막(가로막)과 이어져 있으며 허리뼈를 옆으로 구부리는 동작(측굴)에 관여한다.

대요근(큰허리근)
골반을 벌리고 등뼈와 대퇴골을 연결하며, 나아가 횡격막과도 이어져 있다. 이 부위가 지나치게 긴장하면 허리뼈의 곡선이 커지고 골반이 앞으로 기울어 종종 허리 통증이나 다리 마비 등 하체의 이상을 야기한다.

소요근(작은허리근)
대요근이 고관절을 구부리는 데 보조 역할을 하는 근육. 대요근에 묻혀 구별하기 어렵다. 태생적으로 없는 사람도 많다.

장골근(엉덩뼈근)
등뼈와는 연결되어 있지 않지만 대요근과 함께 장요근(엉덩허리근)이라 불리는 속근육이다. 고관절을 구부릴 때 사용된다. 이 부위가 지나치게 긴장하면 골반이 앞으로 기울어진다.

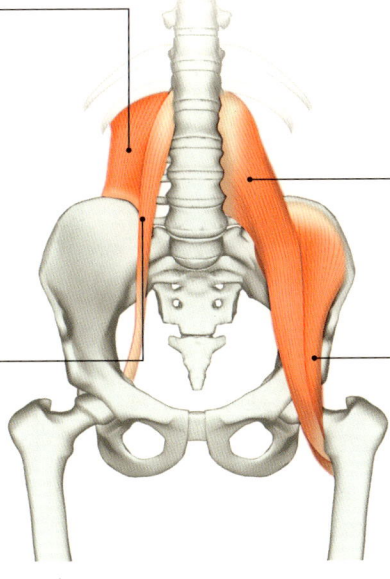

이외에 등뼈에 붙어 있는 근육으로 횡격막(가로막)과 대둔근(큰볼기근), 이상근(조롱박근), 미골근(꼬리근)과 항문거근(항문올림근) 등 골반기저근의 일부, 늑골거근(갈비올림근), 복횡근(배가로근), 내복사근(배속빗근) 등이 있다. 또한 복직근(배곧은근), 외복사근(배바깥빗근), 대흉근(큰가슴근), 소흉근(작은가슴근), 전거근(앞톱니근) 등도 간접적으로 등뼈의 안정에 관여한다.

등뼈의 노화 진행

주요 원인은 추간판의 변형이다

등뼈의 노화와 변형은 사고나 감염 질환을 제외한다면 어느 날 갑자기 발생하지 않는다. 추간판은 나쁜 자세나 잘못된 동작 등으로 인해 일상적으로 부하를 받아 서서히 손상된다. 손상이 심해지면 통증을 느끼거나 동작이 어려워지고, 신경과 혈류에 문제가 생기거나 등뼈를 보호하는 인대에도 영향을 미친다.

문제가 더 많이 생기는 부위는 후관절(추간관절. 등뼈를 연결하는 관절)이다. 예를 들어 스트레스 등으로 호흡이 얕아지고 상체를 앞으로 구부정하게 기울이는 나쁜 자세를 지속하면 원래도 유연성이 떨어지는 가슴등뼈의 가동 범위가 점점 더 줄어든다. 그러면 비교적 쉽게 움직일 수 있는 목뼈나 허리뼈가 혹사를 당해 목과 허리의 후관절이 받는 부담이 증가한다. 이 상태가 오래 지속되면 추간판에 균열이 생긴다. 이뿐만 아니라 주변의 근육도 과로하게 되어 피로와 긴장이 쌓이고, 결국에는 어깨 결림이나 허리 통증이 생긴다.

후관절 자체에는 문제가 생겨도 통증이 없는 경우가 많아 잘 알아차리지 못한다. 하지만 어딘가 한 곳이라도 원활하게 작동하지 않으면 악순환이 생기고 그로 인해 결국 등뼈의 노화가 진행된다.

> **TIP 추간판과 후관절의 관계**
> 추간판은 상하의 추골을 연결하는 완충재로서 등뼈를 안정시키고, 탄력성으로 등뼈를 자유로이 움직이게 한다. 한편, 후관절(추간관절)은 의도한 방향으로 움직임을 유도해서 주변의 움직임을 제어한다. 그 균형으로 등뼈에 안정성과 유연성이 생긴다.

어깨 결림, 허리 통증이 생기는 과정

1 스트레스나 잘못된 자세 때문에 가슴등뼈의 가동 범위가 줄어든다.

2 가슴등뼈를 대신해 움직이는 목뼈나 허리뼈를 안정시키기 위해 주변 근육이 일을 하고, 그 피로와 긴장으로 인해 어깨 결림과 허리 통증이 발생한다.

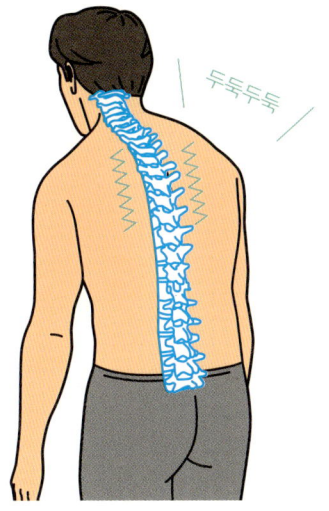

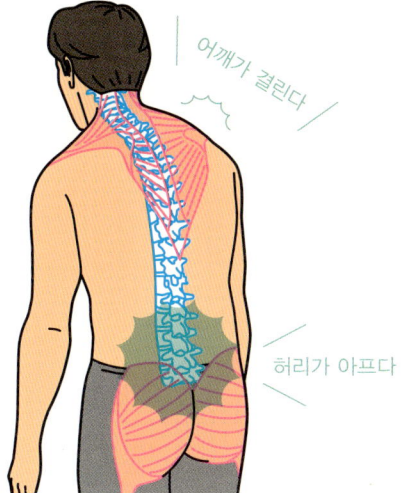

이때 등뼈에서는 무슨 일이 일어나고 있을까?

등뼈 확대도

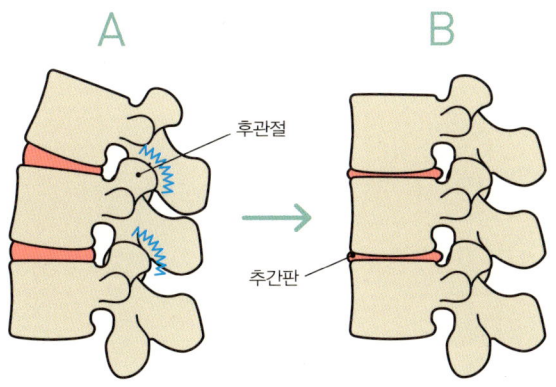

A — 후관절
B — 추간판

움직임이 크면 후관절에 부담을 크게 주어 관절이 쉽게 손상을 입는다.

불안정한 상태를 해소하기 위해 뒤틀린 상태에서 근육이 계속 긴장하므로 추간판도 탄력을 잃고 쉽게 변형된다.

목뼈나 허리뼈가 가슴등뼈를 대신해 평소보다 더 많은 일을 하게 되어 후관절에 부담을 주고(A) 이 상태가 지속되면 추간판이 눌려 변형된다(B).

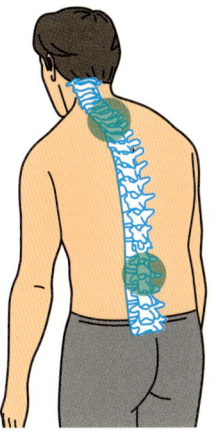

등뼈와 내장 건강

내장 문제도 등뼈와 관계가 있다

등뼈의 구조를 이해했다면 등뼈와 내장의 문제에 관해 자세히 살펴보자. 예를 들어 가슴등뼈가 움직이기 어려운 상태나 변형이 계속되면 가슴등뼈에 분포하는 신경, 그 앞쪽에 있는 교감신경줄기, 내장이 압박을 받게 된다. 그 결과 위에 문제가 발생하고 치유에 어려움이 생긴다.

많은 사람들이 복부에 통증을 느끼면 위에 문제가 있다고 생각할 것이다. 물론 위의 이상 원인은 대체로 위 자체에 있다. 하지만 가슴등뼈의 상태 개선으로 위통이 완화되기도 한다. 그러므로 등뼈를 건강하게 유지하는 것이 내장의 통증 해소에도 효과적이라 할 수 있다.

반대로 내장의 이상을 개선하면 가슴등뼈 주변의 통증이 완화되기도 한다. 통증의 이유가 딱히 짐작이 가지 않는 경우는 이 유형에 속할 수 있다. 이러한 내장과 피부, 근육 등의 관계는 모두 등뼈를 통해 자율신경반사로 이루어진다. 등뼈와 내장을 바람직한 상태로 유지하려면 이상 증상과 관련된 근육 및 경혈의 지압이 효과적이다. 자세한 내용은 4장에서 소개하겠다.

> **TIP 자율신경반사란?**
> 자율신경은 내장과 등뼈를 연결하고 뇌와 척수도 잇는다. 이 때문에 내장의 상태가 피부와 근육의 통증이나 긴장으로 나타난다. 그 반응을 '내장체성반사'라고 한다. 반대로 체성신경부터 뇌와 척수를 매개로 내장에 반응이 나타나는 것을 '체성내장반사'라고 한다. 피부와 근육을 누르거나 쓰다듬으면 내장에 반응이 나타나고, 이런 원리로 침술과 지압이 효과가 있다는 이론이다.

내장과 등뼈의 관계

등뼈 속의 척수는 자율신경인 교감신경, 부교감신경과 이어져 있다. 그중 가슴등뼈와 허리뼈의 일부에 교감신경이 분포한다. 한편 머리와 엉치뼈에는 부교감신경이 분포한다. 교감신경과 부교감신경은 길항 기능(상반되는 두 가지 요인이 동시에 작용하여 그 효과를 서로 상쇄시키는 기능-역주)을 지녀 내장을 자율적으로 조절한다.

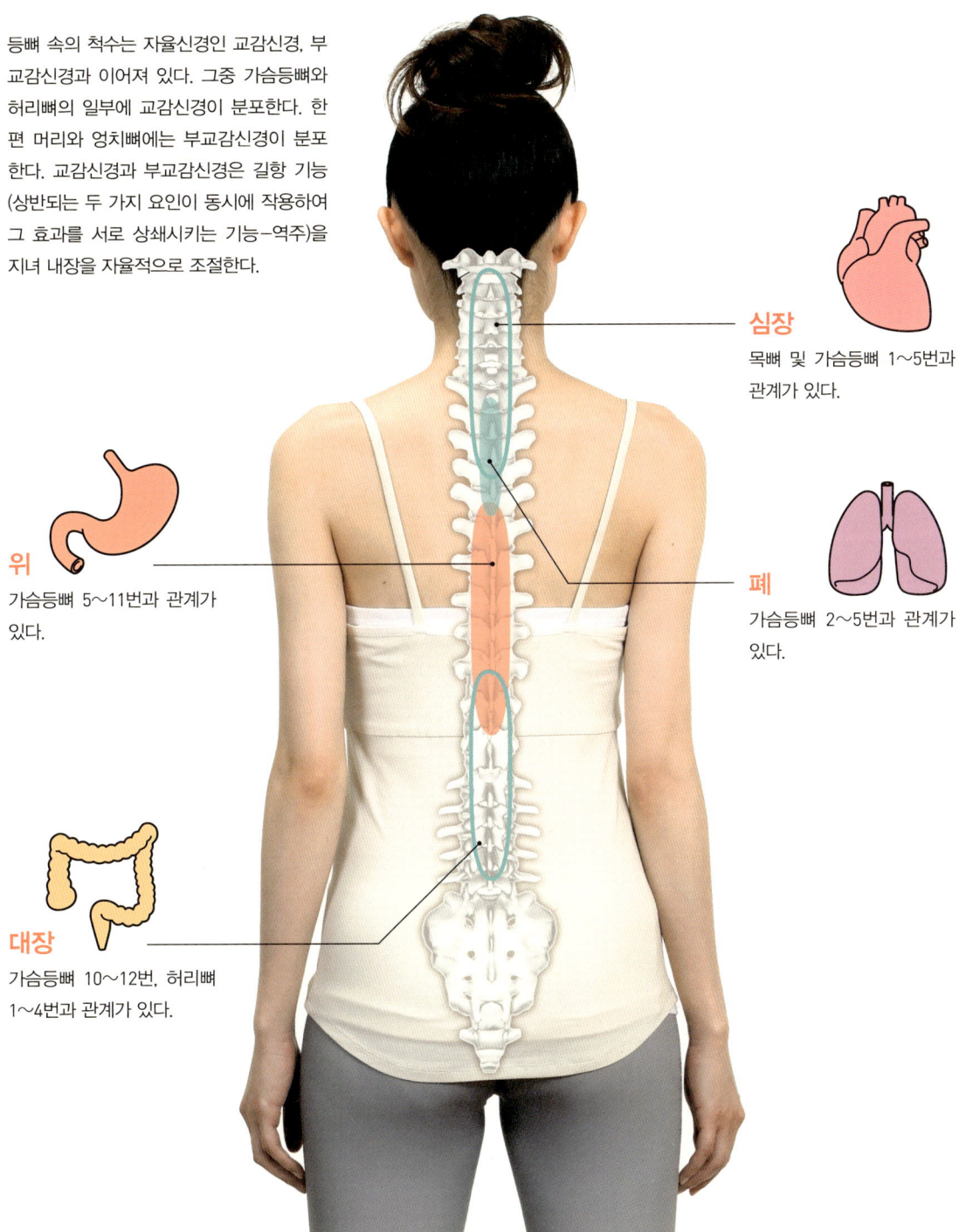

심장
목뼈 및 가슴등뼈 1~5번과 관계가 있다.

위
가슴등뼈 5~11번과 관계가 있다.

폐
가슴등뼈 2~5번과 관계가 있다.

대장
가슴등뼈 10~12번, 허리뼈 1~4번과 관계가 있다.

등뼈의 건강과 호흡

등뼈의 건강과 떼려야 뗄 수 없는 호흡의 중요성

호흡은 건강을 유지하는 데 매우 중요한 부분이다. 하지만 현대인은 스트레스로 호흡이 얕아지기 쉽고, 호흡이 얕으면 자율신경이 깨져 항상 긴장하게 된다. 체내 순환도 악화되어 부종으로 이어져 몸과 마음에 모두 문제가 생긴다.

호흡에 사용되는 횡격막이나 늑간근(갈비사이근), 사각근, 대흉근 등의 근육은 주로 갈비뼈와 연결되어 있다. 또한 횡격막은 등뼈와도 연결되어 등뼈와 갈비뼈가 호흡에 맞춰 움직이게 된다. 다시 말해 깊은 호흡만 해도 등뼈 자체의 운동이 되는 것이다.

반대로 말하면 등뼈나 갈비뼈의 움직임이 나쁜 상태에서는 깊은 호흡이 불가능하다. 그러므로 운동이나 지압으로 가슴 주변을 움직일 수 있는 상태로 만드는 것이 중요하다. 가슴 주변이 자유롭게 움직여지면 호흡도 자연스럽게 깊어진다.

덧붙이자면, 호흡은 유산소운동을 할 때나 갑자기 몸을 움직일 때도 중요하다. 그렇기 때문에 평소에 호흡이 얕으면 사소한 일에도 호흡이 거칠어지고 몸이 따르지 않아 부상을 쉽게 입는다. 등뼈 운동을 할 때도 호흡을 의식하면 보다 안전하게 할 수 있다.

> **TIP**   **호흡의 중요성**
> 요가에서는 자세를 취할 때 호흡을 의식하면 호흡에 따라 마음도 편안해지고, 부상을 예방할 수 있다고 한다.

호흡과 등뼈의 관계

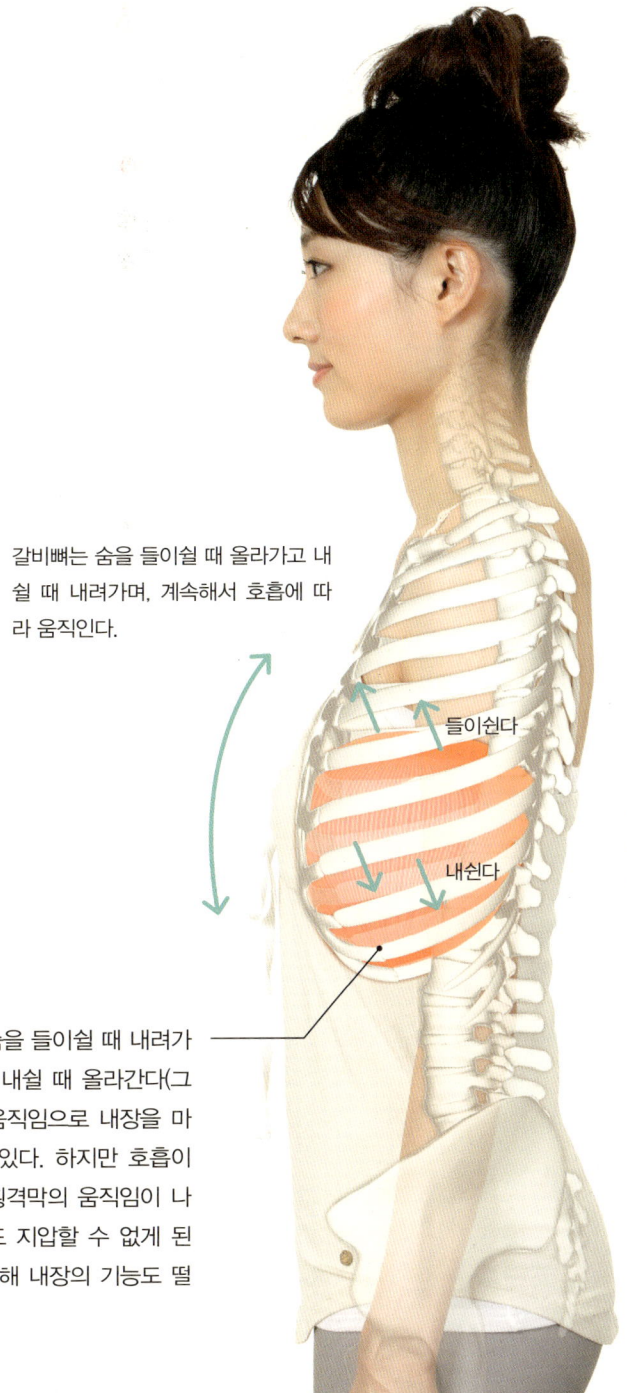

갈비뼈는 숨을 들이쉴 때 올라가고 내쉴 때 내려가며, 계속해서 호흡에 따라 움직인다.

들이쉰다

내쉰다

가슴등뼈는 숨을 들이쉴 때 앞으로, 내쉴 때 뒤로 늘어난다. 갈비뼈의 윗부분은 앞뒤로 확장되고 아랫부분은 옆으로 확장된다. 숨을 내쉬면 원래대로 돌아온다.

횡격막은 숨을 들이쉴 때 내려가고(그림 A), 내쉴 때 올라간다(그림 B). 그 움직임으로 내장을 마사지할 수 있다. 하지만 호흡이 얕아지면 횡격막의 움직임이 나빠져 내장도 지압할 수 없게 된다. 다시 말해 내장의 기능도 떨어진다.

호흡시 횡격막의 움직임

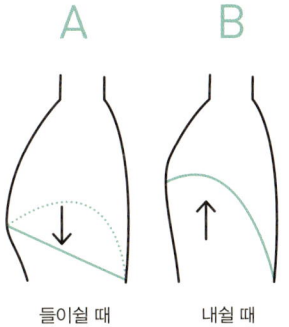

A   B

들이쉴 때   내쉴 때

CHAPTER 2

등뼈의 나이를 되돌리는
등뼈 바로 세우기

누구나 간단히 등뼈를 교정하여 젊게 되돌릴 수 있는 '등뼈 바로 세우기' 운동을 소개하겠다.
굳어버리기 쉬운 어깨뼈나 가슴등뼈, 허리뼈에 초점을 맞춘 네 가지 운동으로,
고양이등과 어깨 결림, 허리 통증을 개선할 수 있다.
또한 '등뼈 바로 세우기' 운동 전에 효과적인 준비 운동도 소개한다.
일상생활에서 실천하는 사이에 등뼈의 힘도 눈에 띄게 강화될 것이다.

등뼈를 풀어주는 준비 운동

가능하면 '등뼈 바로 세우기' 운동 전에 지금부터 소개하는 준비 운동을 하자.
미리 몸을 풀어주면 운동 효과를 높일 수 있다.

부상을 예방하고 '등뼈 바로 세우기' 운동 효과도 UP

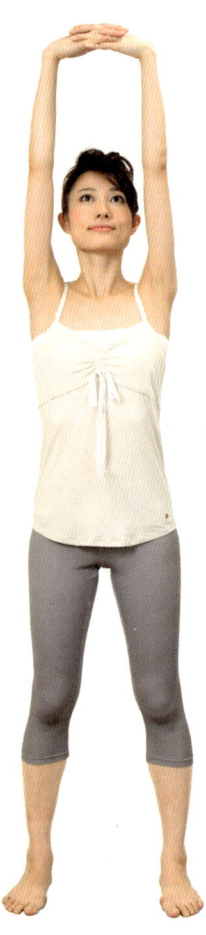

'등뼈 바로 세우기' 운동 전에 여유가 있다면 준비 운동을 하자. 특히 평소 몸을 움직이지 않는 사람이 갑자기 몸을 움직이면 근육과 관절이 손상될 수 있으므로 몸을 풀어주는 것이 바람직하다. 온몸을 움직이면 대사도 향상되고 등뼈의 움직임을 느낄 수 있으므로 등뼈를 바로 세우는 효과도 한층 향상된다.

준비 운동을 할 때는 등뼈를 하나의 막대가 아니라 뼈 하나하나가 맞물려 움직인다고 생각하자. 이렇게 의식하고 움직이면 신경과 근육의 연결 상태가 호전되고 관절이 올바른 위치에 자리 잡기 쉬워진다. 나아가 등뼈를 중심으로 온몸의 혈류와 림프의 순환도 개선된다. 준비 운동으로 몸을 풀면 다른 운동에도 도전해보자. 몸통과 하체를 강화하고 등뼈의 유연성과 안정성을 높일 수 있다.

두 손으로 깍지 낀 상태에서 기지개를 켜면 몸도 상쾌해진다.
아침에 일어나 제일 먼저 등뼈를 풀어주면 좋다.

준비 운동 01 — 몸통 비틀기

등뼈에 붙어 있는 근육들을 풀어주면 경직된 등뼈가 풀어져 온몸 스트레칭이 된다.
아침에 일어나 누운 상태 그대로 하는 것도 좋다.

| 효과 | 복부 마사지 | 등, 엉덩이 스트레칭 | 호흡을 편하게 한다

1 바닥에 드러누워 두 손을 어깨 높이에서 벌린다. 왼쪽 무릎을 세워 오른쪽 다리 방향으로 넘긴다.

2 오른손으로 왼쪽 다리를 누르면서 좀 더 깊게 몸을 비튼다. 왼쪽 다리의 무릎 각도는 90도가 되도록 한다. 얼굴은 왼쪽을 바라본다. 반대쪽도 동일하게 행한다. 좌우를 비교해 잘 안 되는 쪽을 오래 유지한다.

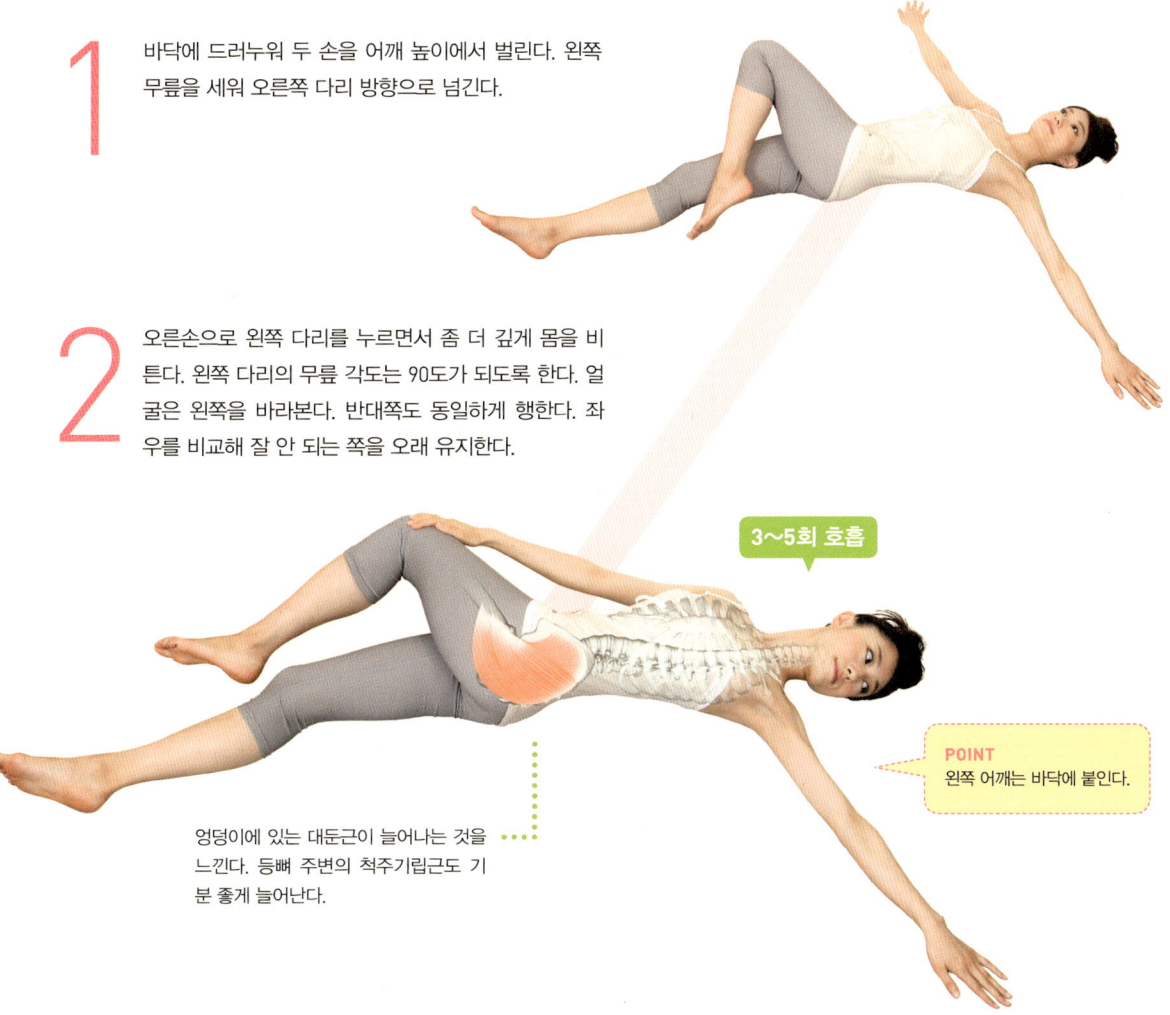

3~5회 호흡

POINT 왼쪽 어깨는 바닥에 붙인다.

엉덩이에 있는 대둔근이 늘어나는 것을 느낀다. 등뼈 주변의 척주기립근도 기분 좋게 늘어난다.

준비 운동 02

등뼈 굽히기 · 젖히기

등뼈와 골반을 함께 움직이는 운동.
등뼈 사이사이에 공간이 생기도록 호흡에 맞춰 부드럽게 움직인다.

| 효과 | 허리 통증 예방 | 등과 골반 주변을 풀어준다 | 장 기능 개선

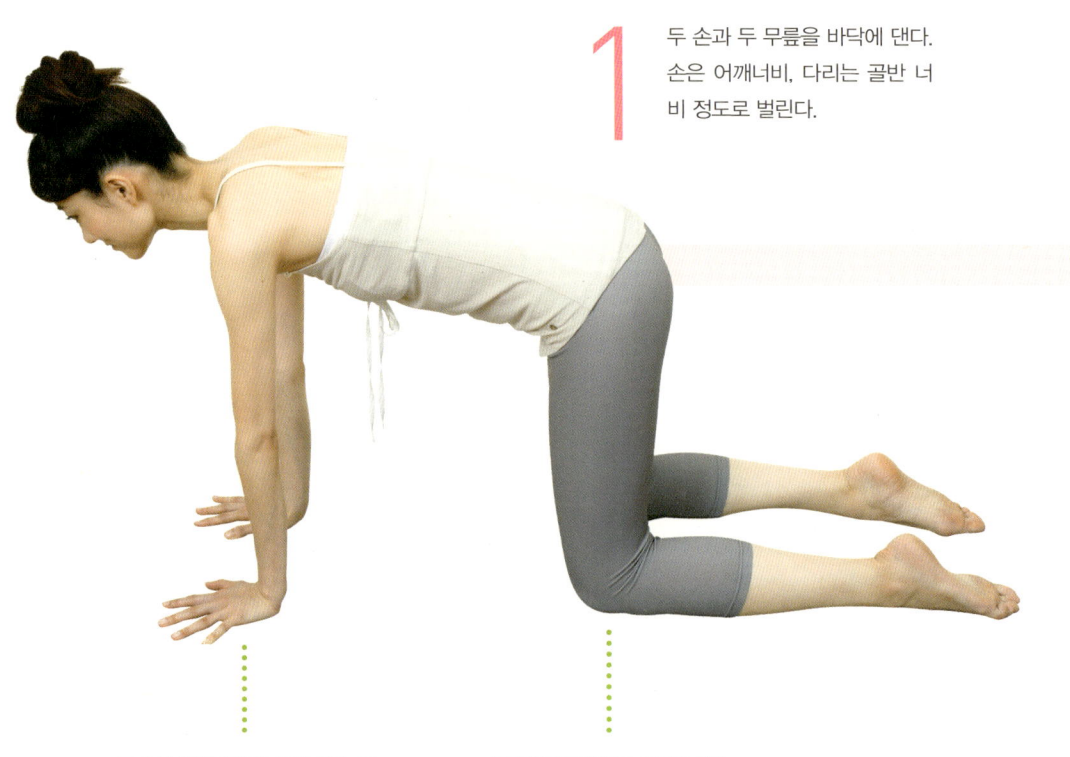

1 두 손과 두 무릎을 바닥에 댄다. 손은 어깨너비, 다리는 골반 너비 정도로 벌린다.

두 손은 어깨 밑으로 오게 한다. 가능한 한 손가락을 벌리고 특히 새끼 손가락을 미는 느낌으로 하면 어깨뼈에 힘이 잘 전달된다.

무릎은 고관절 밑에 오도록 한다.

2

숨을 들이마시면서 엉덩이를 천장 쪽으로 밀어 올리는 느낌으로 들며 등뼈를 젖힌다. 얼굴도 자연스럽게 위를 향한다.

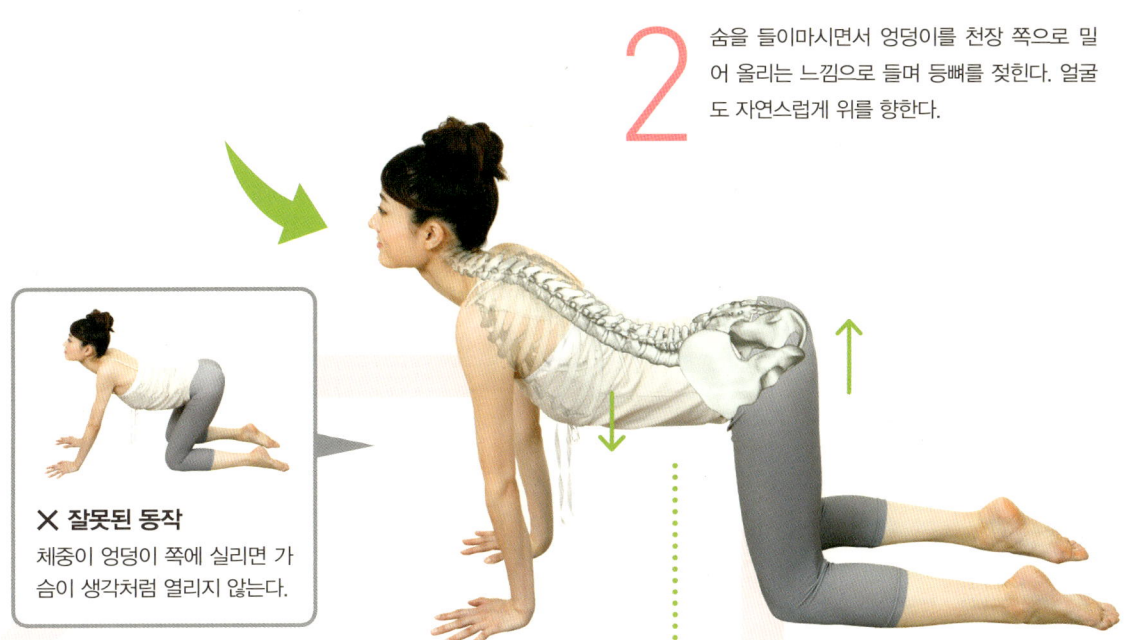

✗ 잘못된 동작
체중이 엉덩이 쪽에 실리면 가슴이 생각처럼 열리지 않는다.

평소 오그라들기 쉬운 가슴등뼈가 크게 펴진다. 이 운동을 매일 하면 유연성이 향상된다.

☐ Check!
등뼈 하나하나에 공간이 생기는 느낌으로 젖힌다.

3

숨을 내쉬면서 꼬리뼈가 다리 사이에 오도록 하고 가슴등뼈를 천장 쪽으로 끌어당기는 느낌으로 등을 구부린다. 시선은 명치 쪽을 향한다. ②③을 세 번씩 반복한다.

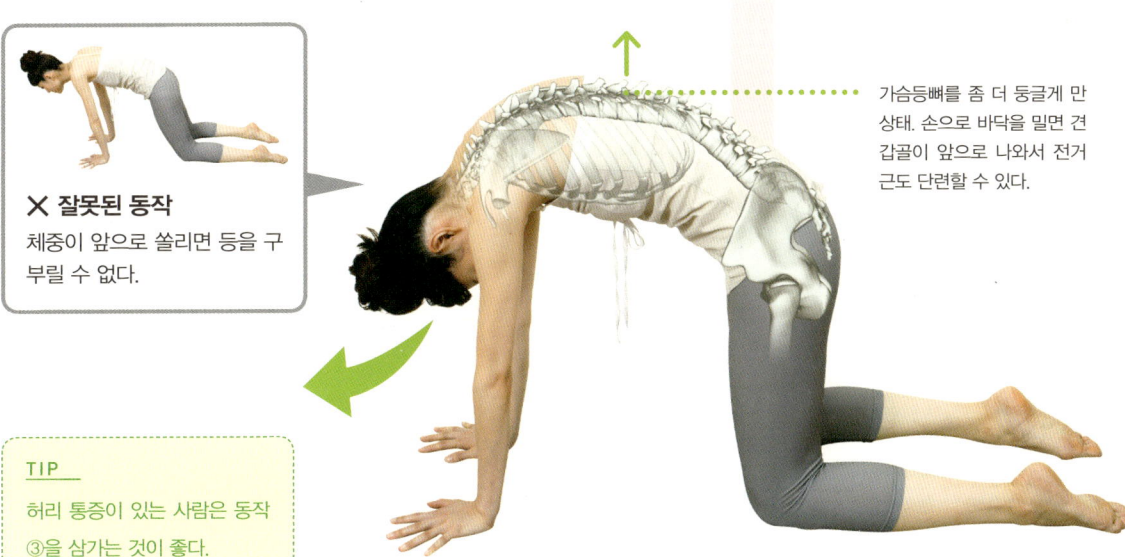

✗ 잘못된 동작
체중이 앞으로 쏠리면 등을 구부릴 수 없다.

가슴등뼈를 좀 더 둥글게 만 상태. 손으로 바닥을 밀면 견갑골이 앞으로 나와서 전거근도 단련할 수 있다.

TIP
허리 통증이 있는 사람은 동작 ③을 삼가는 것이 좋다.

준비 운동 03

팔다리 엇갈려 뻗기

팔과 다리를 동시에 뻗어 배와 등의 근육을 단련한다.
배와 등의 근육을 단련하면 등뼈도 쉽게 안정된다. 배와 등의 안쪽 근육을 의식하며 실시한다.

| 효과 | 허리 통증 예방 | 균형 감각 향상 | 좌우 불균형 해소

1 두 손은 어깨너비로, 두 다리는 골반 너비로 벌린다.

2 오른쪽 발끝을 바닥에 대고 뒤로 밀어낸다.

3~5회 호흡

POINT
힘을 주어 뒤로 뻗는 것이 아니라 천천히 차내면 근육을 정확하게 이용할 수 있다.

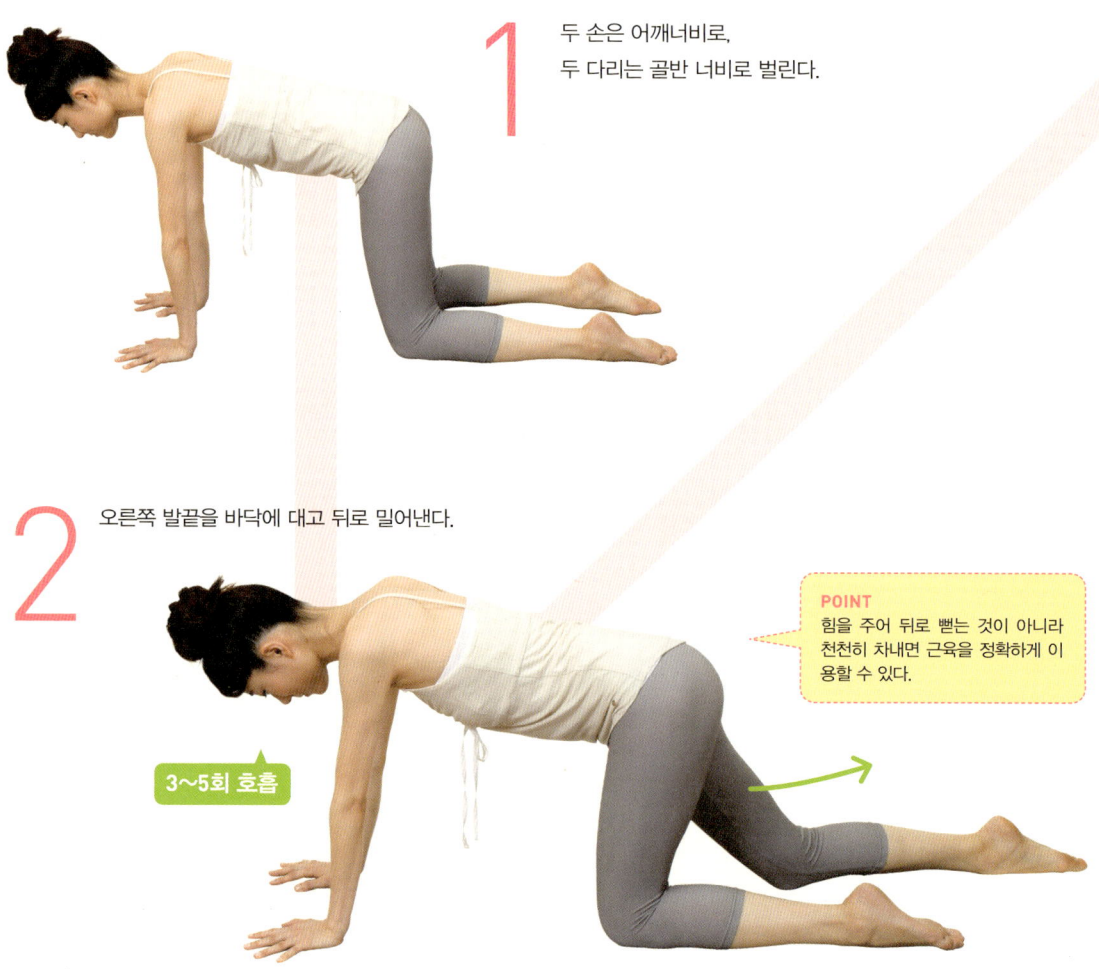

3

오른쪽 다리를 바닥과 평행이 되게 유지하면서 허리 높이로 올린다.

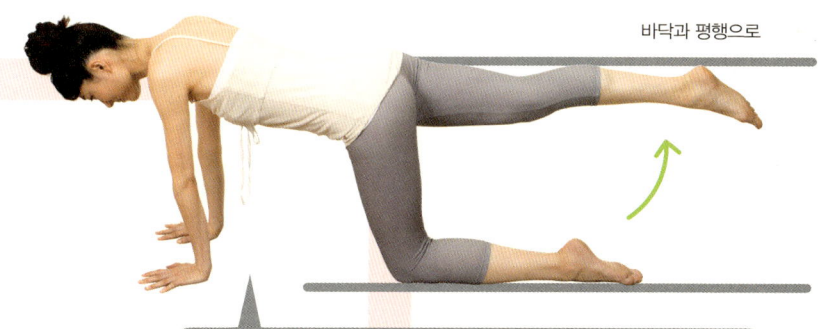

바닥과 평행으로

✕ 잘못된 동작

다리는 곧게 뻗는다. 골반이 올라가면 다리가 바깥쪽으로 쏠릴 수 있으므로 주의하자.

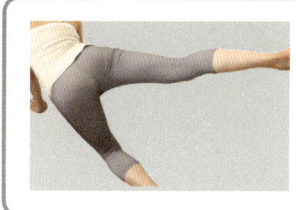

4

오른쪽 다리가 안정되면 왼쪽 팔을 앞쪽으로 뻗어 바닥과 평행을 유지한다. 동작을 시작할 때와 마찬가지로 천천히 원래 자세로 돌아온다. 반대쪽도 동일하게 행한다.

등을 하나의 막대처럼 곧게 펴는 것이 아니라 자연스러운 S자 곡선을 유지하는 것이 핵심이다.

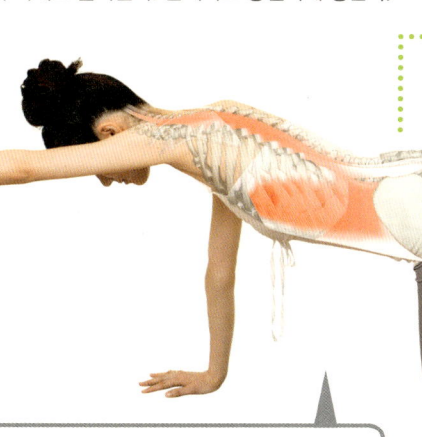

✕ 잘못된 동작

이 자세가 힘들면 턱이 올라가거나 머리가 내려가기 쉽다. 목은 몸에 맞춰 일직선이 되게 한다.

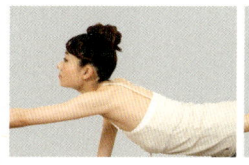 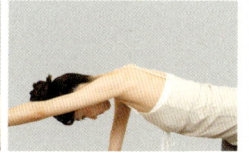

☐ Check!

팔다리로 몸을 팽팽하게 당겨 길게 늘어나게 한다. 배(복횡근, 복사근)와 등의 근육(척주기립근)을 의식하며 균형을 잡는다.

준비 운동 04

옆구리 스트레칭

일상생활에서 움직임이 적은 몸의 측면을 늘이면 허리와 등이 스트레칭된다.
요가에서는 '웃티타 트리코사나'라고 부르는 잘 알려진 자세다.

| 효과 | 허리 통증 해소 | 무릎 통증 해소 | 서혜부 통증 해소

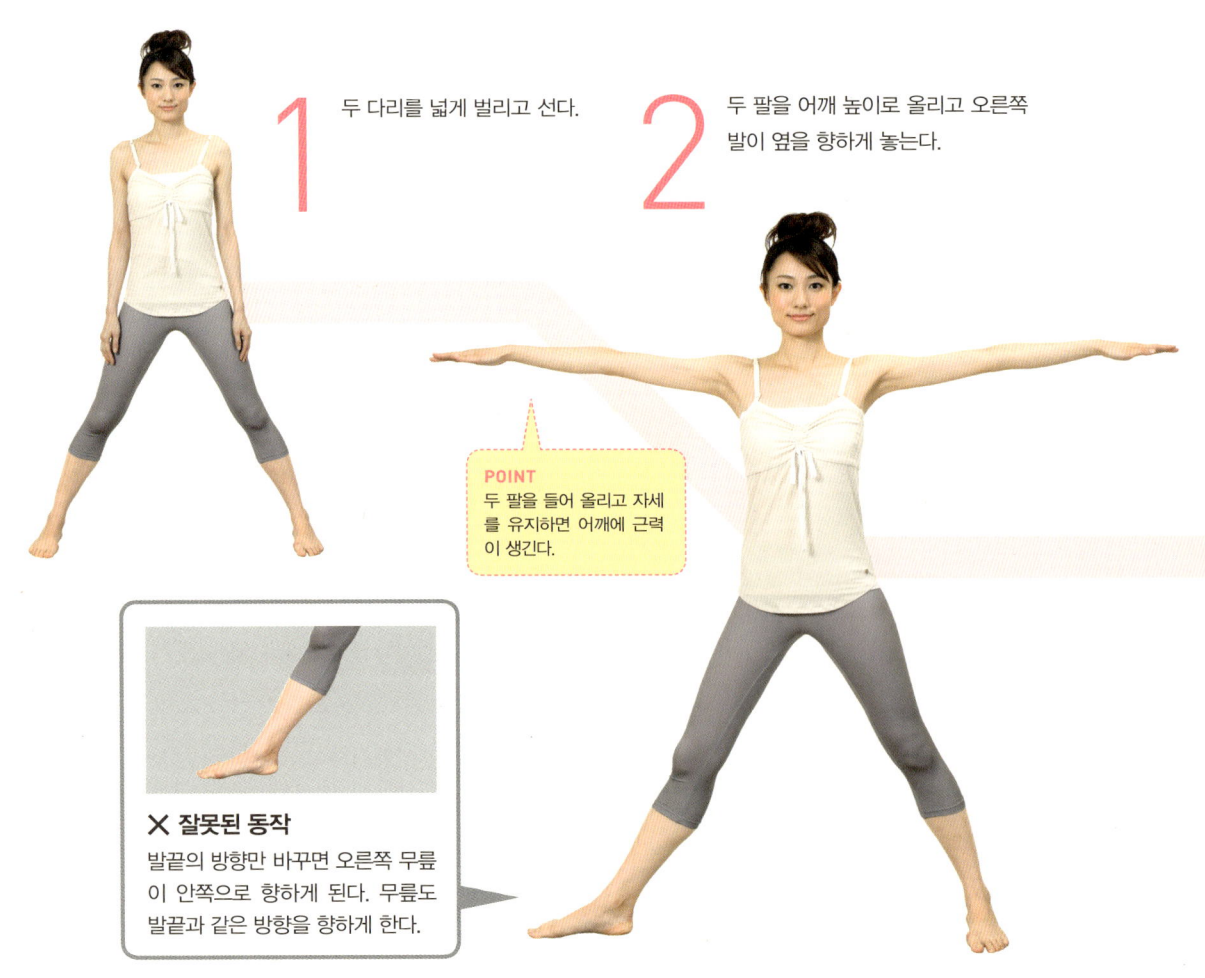

1 두 다리를 넓게 벌리고 선다.

2 두 팔을 어깨 높이로 올리고 오른쪽 발이 옆을 향하게 놓는다.

POINT
두 팔을 들어 올리고 자세를 유지하면 어깨에 근력이 생긴다.

✕ 잘못된 동작
발끝의 방향만 바꾸면 오른쪽 무릎이 안쪽으로 향하게 된다. 무릎도 발끝과 같은 방향을 향하게 한다.

동작이 어려울 때

오른쪽 무릎을 구부리고 팔꿈치를 허벅지에 얹는 쉬운 자세를 취해보자. 얼굴이 아래쪽을 향하게 하면 목에 가해지는 부담도 적다. 골반은 왼쪽으로 밀어낸다.

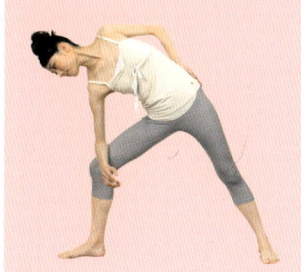

✕ 잘못된 동작

옆에서 보았을 때 몸이 일직선이 되는 자세가 이상적이다. 손이 앞뒤로 넘어가거나 골반이 기울지 않도록 한다. 벽면에 대고 동작을 하면 자세를 파악하기 쉽고 몸이 뒤로 넘어가는 것도 예방할 수 있다.

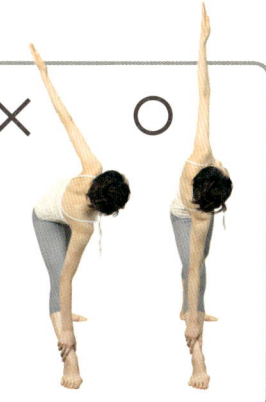

☐ Check!

몸 옆면이 쭉 펴지면서 가슴도 펴지기 때문에 호흡도 편하게 느낄 수 있다.

복사근, 복횡근, 요방형근, 햄스트링, 광배근 같은 배와 등, 다리의 근육을 광범위하게 자극할 수 있다.

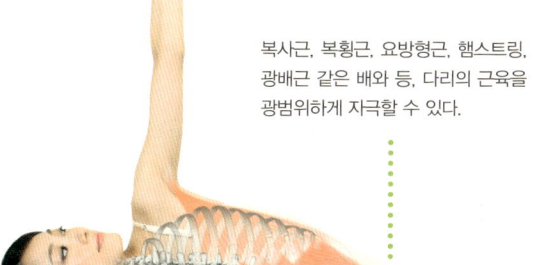

3~5회 호흡

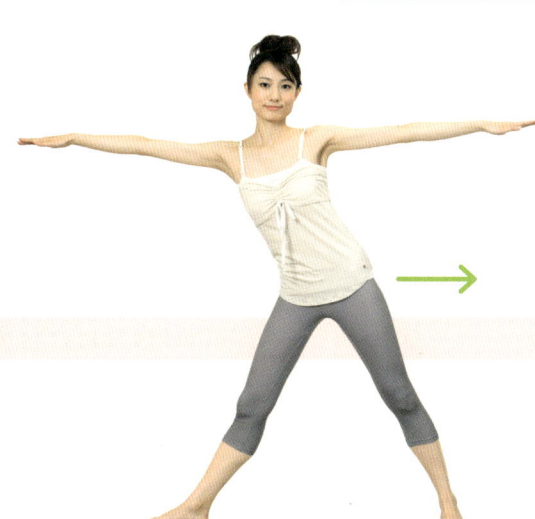

3 골반을 왼쪽으로 밀어내고 오른손을 오른쪽 방향으로 뻗듯이 상체를 넘긴다.

4 오른손을 정강이에 대고 왼손은 천장을 향해 들어 올린다. 목이 아프지 않다면 가볍게 턱을 당긴 채 목을 돌려 위를 바라본다. 단, 현기증이 있는 사람은 위를 보지 않는다. 반대쪽도 동일하게 실시한다.

Chapter 2 · 등뼈의 나이를 되돌리는 등뼈 바로 세우기 55

통증을 없애는 등뼈 바로 세우기

등뼈 노화 예방의 핵심은 '어깨뼈'와 '가슴등뼈'

본격적으로 등뼈의 노화를 막고 교정할 수 있는 실전으로 들어가자. 지금부터 소개하는 '등뼈 바로 세우기' 운동을 매일 실천한다면 그 효과를 확실하게 실감할 수 있을 것이다. '등뼈 바로 세우기'는 어깨뼈를 풀어주는 세 가지 운동과 벽을 이용해 가슴등뼈의 유연성을 높이는 등뼈 비틀기 동작으로 구성된다.

빗장뼈(쇄골)와 연결된 어깨뼈는 많은 근육들이 끌어당겨 갈비뼈 위에 떠 있다. 이 근육들은 등뼈와 갈비뼈, 위팔뼈, 골반과도 이어져 어깨뼈를 잘못 움직일 때 어깨 결림과 두통 등의 증상을 유발할 수 있다.

그리고 가슴등뼈는 자세가 바르지 않거나 스트레스를 받으면 본래의 유연성을 쉽게 잃어버리는 부위다. 가슴등뼈가 단단하게 굳으면 어깨 결림과 허리 통증은 물론 위장 문제 등 다양한 이상 증상이 발생한다.

'등뼈 바로 세우기'로 어깨뼈를 풀어주고 가슴등뼈의 유연성을 높여주면, 가슴등뼈를 대신해 혹사당하던 목뼈나 허리뼈의 부담이 줄어든다. 등뼈 전체가 받는 부담을 줄이면 어깨 결림과 허리 통증은 물론 위를 비롯한 내장 기관과 심리 문제까지 개선할 수 있다.

'등뼈 바로 세우기' 운동의 6가지 핵심 동작

어깨뼈를 풀어준다

등뼈를 바로 세우기 위해서는 다음과 같이 어깨뼈를 여섯 방향으로 움직이며 풀어줘야 한다. 어깨뼈 앞으로 밀기(외전), 어깨뼈 등 뒤쪽으로 모으기(내전. 외전과 반대 움직임), 어깨뼈 바깥쪽 위로 올리기(상방 회전), 어깨뼈 뒤에서 안쪽으로 모아 내리기(하방 회전), 어깨뼈 들어 올리기(거상), 어깨뼈 내리기(하강) 동작을 해보자. 좌우의 차이 없이 안정적으로 자유롭게 움직이는 것이 가장 바람직하다. 단, 무리해서 움직이면 어깨나 팔꿈치를 다칠 수 있으므로 주의하자.

어깨뼈 앞으로 밀기
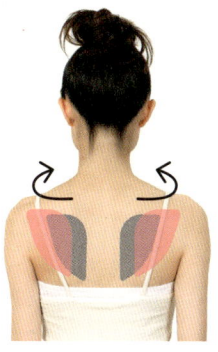

어깨뼈 바깥쪽 위로 올리기
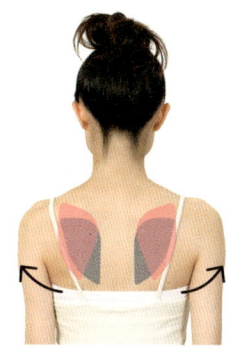

어깨뼈 들어 올리기
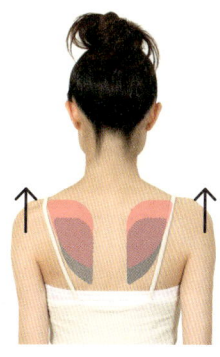

어깨뼈 등 뒤쪽으로 모으기
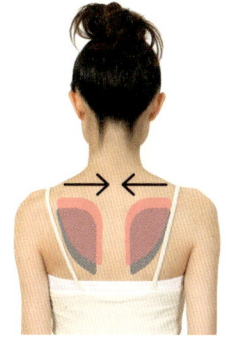

어깨뼈 뒤에서 안쪽으로 모아 내리기
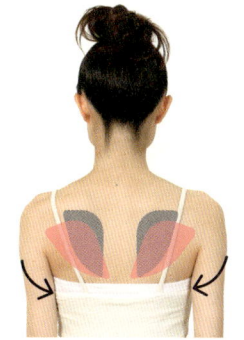

어깨뼈 내리기
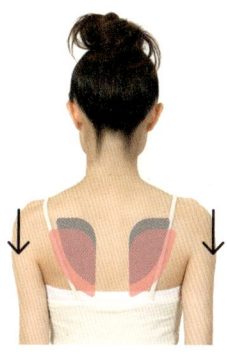

중력을 이용해 가슴등뼈를 자극한다

'등뼈 비틀기'(64쪽 참조)는 자신의 체중을 이용해 무리 없이 가슴등뼈를 자극할 수 있도록 해준다. 벽에 기대기만 하면 되므로 부담도 적어 평소 잘 굳어버리는 어깨뼈의 움직임도 쉽게 부드러워질 수 있다. 또한 어깨뼈와 등뼈, 갈비뼈에 붙어 어깨 결림과 호흡에 관여하는 전거근과 등뼈 주변의 작은 근육들을 늘여주는 데도 효과적이다. 왼쪽과 오른쪽 가슴등뼈를 모두 자극하고 나면 가슴 주변의 전체적인 균형도 맞춰질 것이다. 습관을 들이면 어깨 결림과 고양이등이 개선된다.

어깨뼈 위로 밀어 올리기

등뼈 바로 세우기 01

어깨뼈를 다양한 방향으로 움직여 등뼈의 유연성을 높인다.
단단하게 뭉친 등뼈 주변의 근육을 풀어주어 등뼈를 교정할 수 있다.

1 다리를 어깨너비보다 조금 넓게 벌리고 선다.

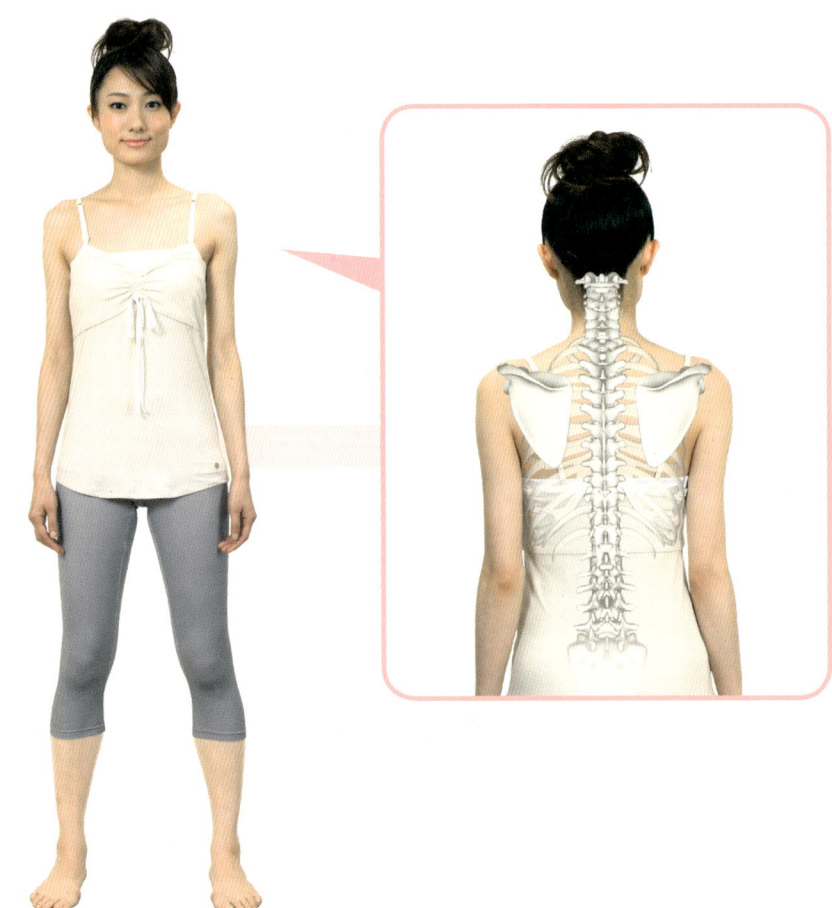

POINT
가슴을 펴고 시선은 자연스럽게 위를 향한다.

2 숨을 들이마시면서 두 손을 천장을 향해 밀어 올린다.

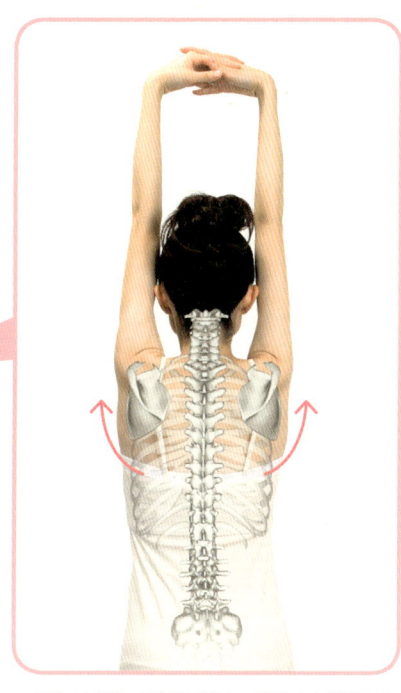

이때 어깨뼈는 좌우로 열리고 올라가며 위쪽으로 회전한다.

3 숨을 내쉬면서 몸을 오른쪽으로 기울인다. 숨을 들이마시면서 바로 세우고 내쉬면서 반대쪽으로 기울인다.

POINT
하체를 움직이지 않도록 주의하자.

☐ **Check!**
어깨뼈 바깥쪽이 늘어나는 것이 느껴지는지 확인하자.

어깨뼈 뒤쪽으로 밀어내기

등뼈 바로 세우기 02

어깨뼈를 앞쪽으로 열어주는 운동.
의식적으로 등을 둥글게 만들면 오그라들기 쉬운 가슴등뼈의 유연성을 높일 수 있다.

1 가슴 앞에서 두 손을 깍지 낀다.

2 숨을 내쉬면서 가슴을 뒤로 밀어내고 등을 둥글게 만든다. 이때, 어깨뼈를 앞으로 미끄러지듯 밀어낸다.

POINT 갈비뼈를 뒤로 밀어낸다는 생각으로 실시한다. 시선을 명치에 두면 목부터 등까지 스트레칭 효과가 더욱 커진다.

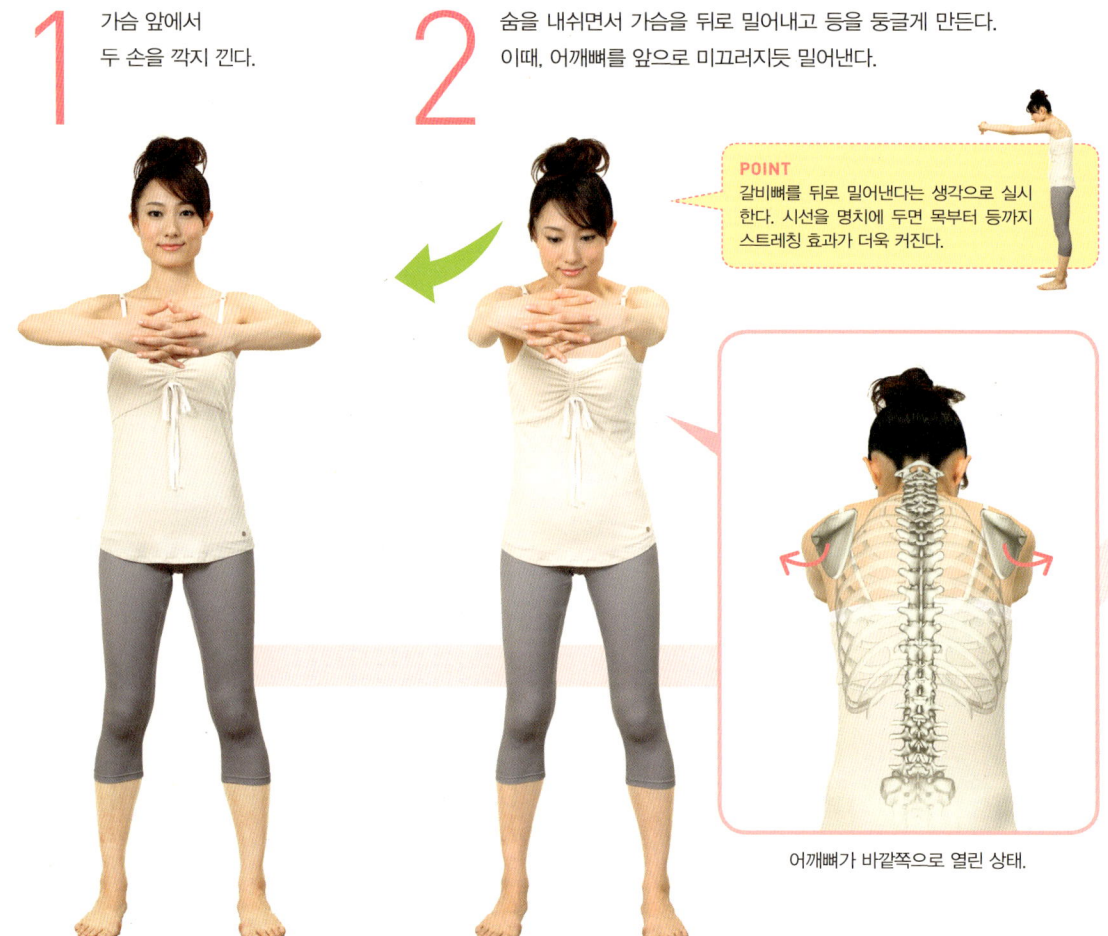

어깨뼈가 바깥쪽으로 열린 상태.

3 숨을 들이마시며 몸을 세운다.

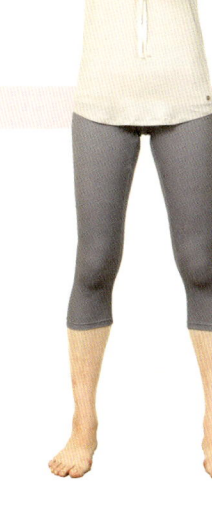

4 숨을 내쉬면서 오른쪽 팔꿈치를 뒤로 당기고 상체도 함께 오른쪽으로 돌린다. 숨을 들이마시면서 다시 정면을 향한다. 왼쪽 팔꿈치도 같은 방법으로 움직인다. 숨을 내쉬면서 왼쪽으로 돌린다.

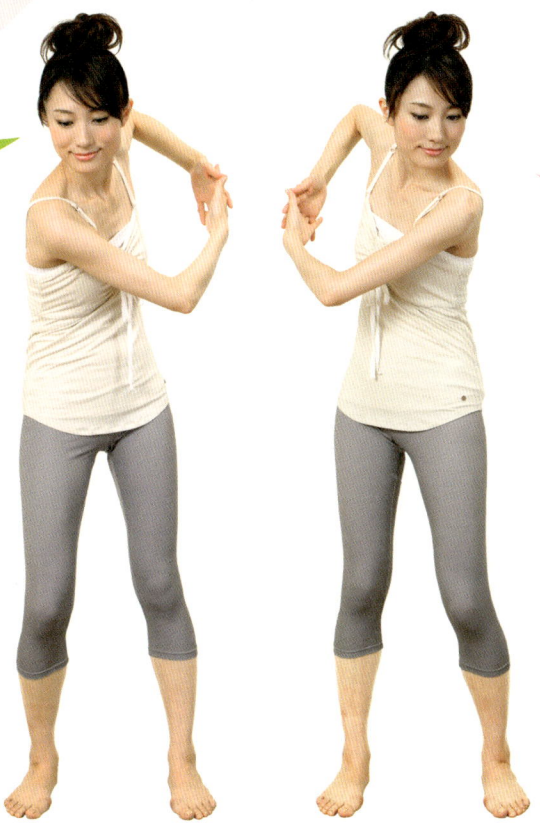

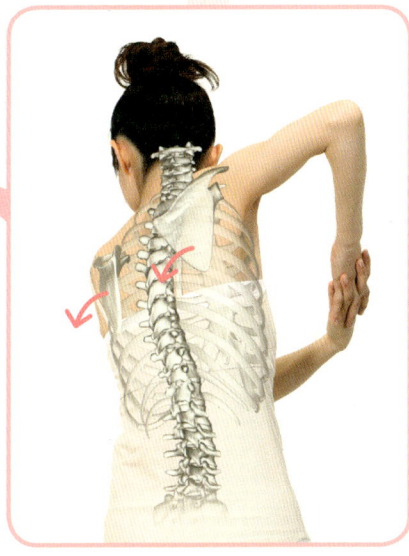

언뜻 보면 등뼈가 움직이지 않는 것 같지만 사실은 왼쪽 방향으로 휜다. 또한 왼쪽 어깨뼈는 몸 바깥쪽으로, 오른쪽 어깨뼈는 등뼈 쪽으로 휜다.

POINT
반대쪽 무릎을 구부리면 편하게 몸을 돌릴 수 있다.

Chapter 2 · 등뼈의 나이를 되돌리는 등뼈 바로 세우기 61

어깨뼈 뒤쪽으로 모아 내리기

등뼈 바로 세우기 03

어깨뼈를 뒤쪽으로 모으면 굽었던 등뼈가 쭉 펴진다.
호흡하면서 어깨뼈, 갈비뼈를 움직이면 오그라들었던 가슴이 기분 좋게 펴진다.

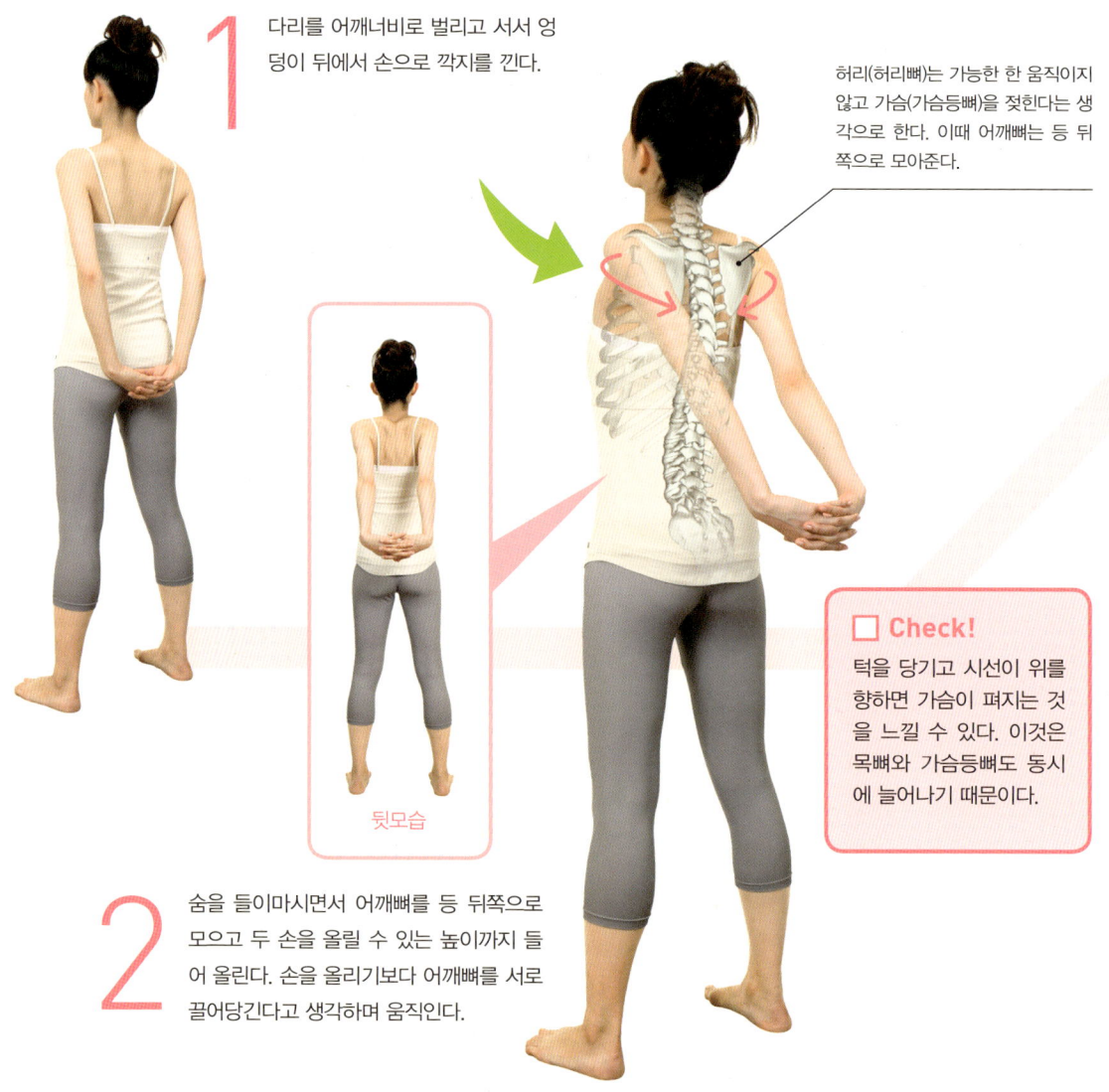

1 다리를 어깨너비로 벌리고 서서 엉덩이 뒤에서 손으로 깍지를 낀다.

허리(허리뼈)는 가능한 한 움직이지 않고 가슴(가슴등뼈)을 젖힌다는 생각으로 한다. 이때 어깨뼈는 등 뒤쪽으로 모아준다.

뒷모습

2 숨을 들이마시면서 어깨뼈를 등 뒤쪽으로 모으고 두 손을 올릴 수 있는 높이까지 들어 올린다. 손을 올리기보다 어깨뼈를 서로 끌어당긴다고 생각하며 움직인다.

☐ **Check!**
턱을 당기고 시선이 위를 향하면 가슴이 펴지는 것을 느낄 수 있다. 이것은 목뼈와 가슴등뼈도 동시에 늘어나기 때문이다.

3 숨을 내쉬면서 손을 내리고 정면을 바라본다.

4 숨을 들이마셨다가 내뱉으면서 어깨뼈를 내릴 수 있는 곳까지 끌어내린다.

목뼈나 어깨뼈에 붙어 있는 근육과 빗장뼈(쇄골), 갈비뼈의 움직임도 동시에 느낄 수 있다. 이때 어깨뼈는 아래를 향한다.

✕ **잘못된 동작**
배가 앞으로 나오면 어깨뼈가 잘 움직이지 않는다. 꼬리뼈가 바닥과 수직이 되듯 골반을 곧게 세운다.

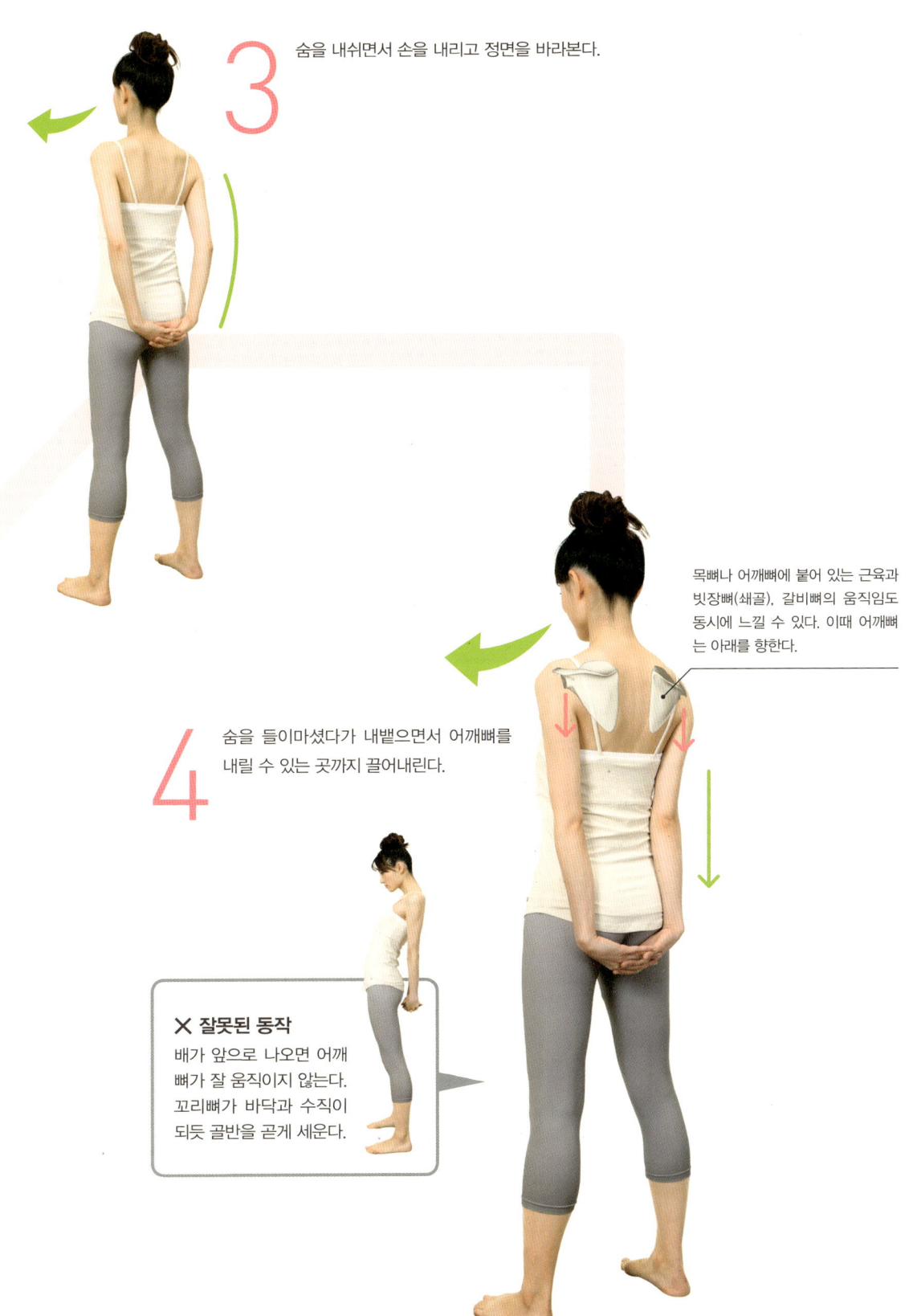

Chapter 2 · 등뼈의 나이를 되돌리는 등뼈 바로 세우기

등뼈 비틀기

등뼈 바로 세우기 04

가슴등뼈를 움직이는 데 초점을 맞춘 스트레칭.
등뼈의 유연성이 향상되고 어깨 결림과 허리 통증에 효과가 있다.
이 동작을 하루 한 번씩 계속하기만 해도 등뼈를 강화할 수 있다.

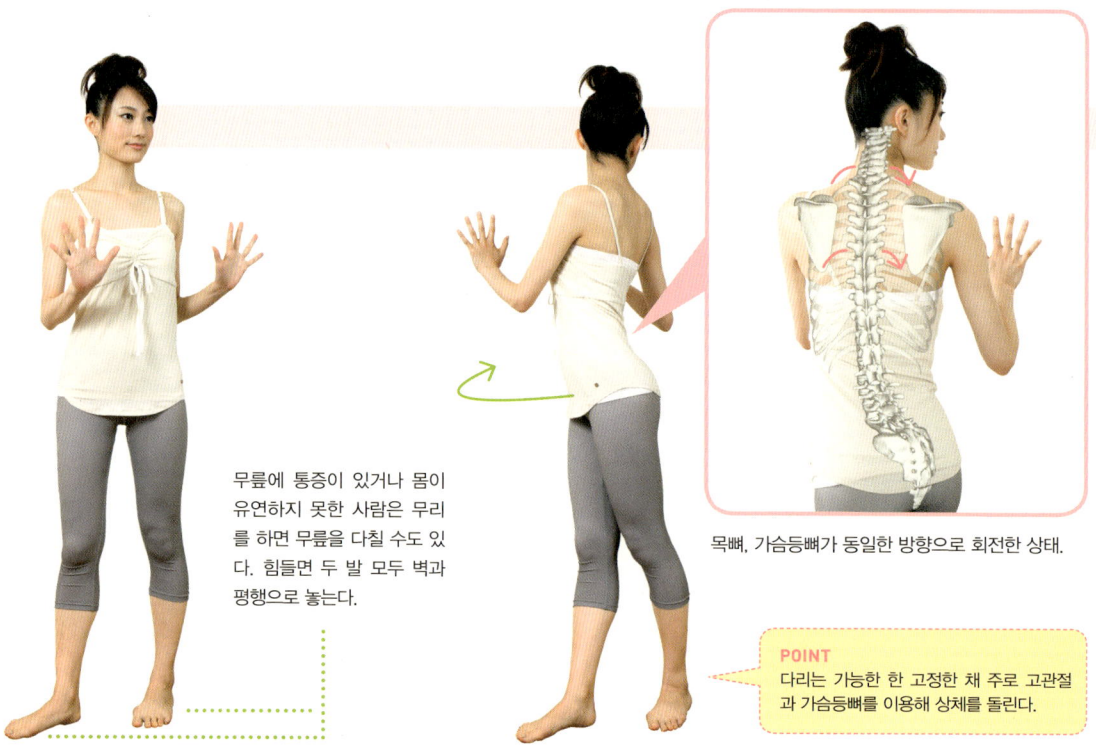

무릎에 통증이 있거나 몸이 유연하지 못한 사람은 무리를 하면 무릎을 다칠 수도 있다. 힘들면 두 발 모두 벽과 평행으로 놓는다.

목뼈, 가슴등뼈가 동일한 방향으로 회전한 상태.

POINT
다리는 가능한 한 고정한 채 주로 고관절과 가슴등뼈를 이용해 상체를 돌린다.

1 벽을 등지고 벽에서 20~30cm 정도 떨어져 서서 두 다리를 골반 너비로 벌린다. 오른쪽 다리는 벽과 평행으로, 왼쪽 다리는 45도 벽 쪽으로 놓는다. 두 손은 가슴 높이에서 벌린다.

2 벽을 향해 상체를 오른쪽으로 비틀고, 양손을 벽에 댄다. 머리는 몸과 마찬가지로 오른쪽으로 비튼다.

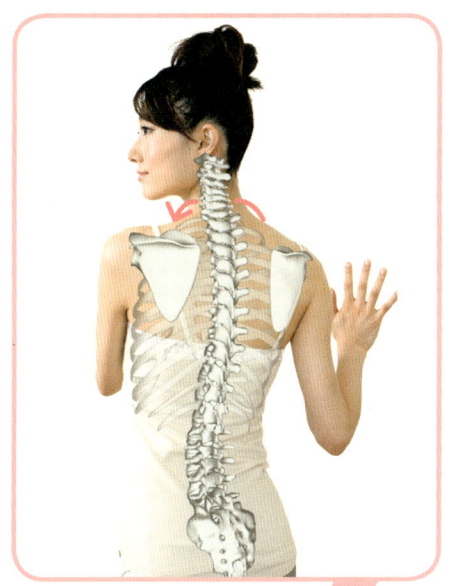

가슴등뼈의 중간 부위부터 아래쪽 부위의 회전은 그대로 지만, 얼굴의 방향을 바꾸면 목뼈와 가슴등뼈의 윗부분은 반대 방향으로 회전한 상태.

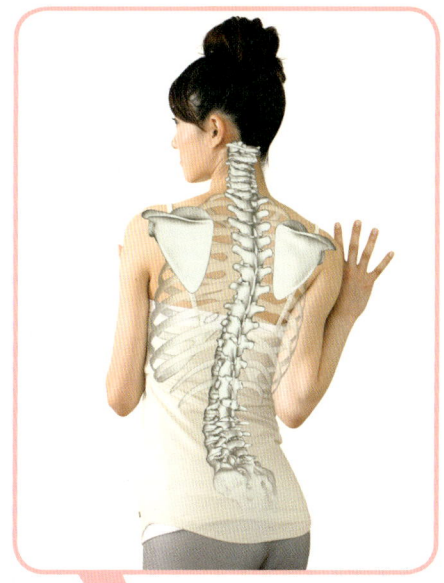

목뼈와 가슴등뼈는 충분히 회전되어 등 안쪽 깊이 위치한 회전근을 자극한다. 가슴등뼈는 왼쪽으로 휘어 옆구리 근육이 늘어난다. 상체를 벽에 댈 때 체중을 이용하면 전거근을 풀어줄 수 있다.

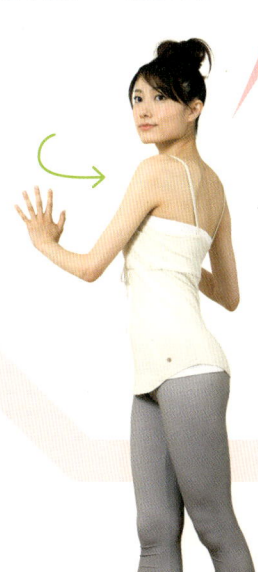

☐ **Check!**
어깨뼈가 안쪽으로 모이는 것을 느끼며 천천히 호흡을 반복한다.

3 머리만 왼쪽으로 돌린다.

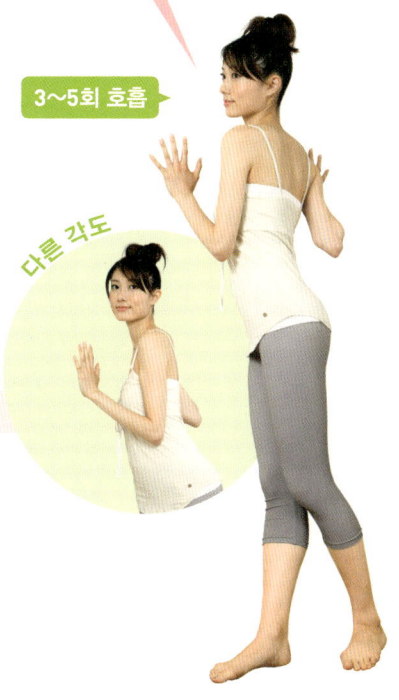

3~5회 호흡

다른 각도

4 벽에 귀를 대듯이 상체를 벽에 가까이 댄다. 정면으로 돌아온 후 반대쪽도 같은 방법으로 운동한다. 양방향 각각 두 번씩 실시한다.

Chapter 2 · 등뼈의 나이를 되돌리는 등뼈 바로 세우기　65

'등뼈 비틀기'의 효과 4가지

가슴등뼈를 움직이는 데 초점을 맞춘 스트레칭.
등뼈의 유연성이 향상되고 허리 통증과 어깨 결림에도 효과가 있다.
이 동작을 하루 한 번씩 계속하기만 해도 등뼈의 노화를 예방할 수 있다.

1 어깨 결림을 개선한다

2 허리 통증이 해소된다

3 일상생활의 동작이 편해진다

4 호흡이 편해진다

어깨뼈에 붙어 있는 전거근과 가슴등뼈에 붙어 있는 회전근을 효과적으로 스트레칭할 수 있다.

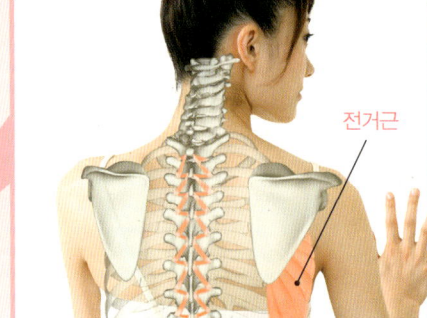

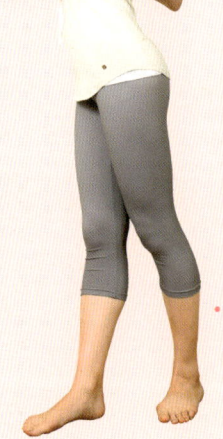

좀 더 비트는 것이 효과적!

비트는 쪽의 손과 반대쪽 다리를 각각 벽과 바닥을 향해 가볍게 밀면 좀 더 많이 비틀 수 있다. 예를 들어 오른쪽으로 비트는 경우 오른손과 왼발을 벽과 바닥 쪽으로 가볍게 민다.

주의!
손목과 팔꿈치, 어깨, 무릎 등에 통증이 느껴지면 중단하자. 원래 이들 부위에 문제가 있는 경우 절대 무리하지 말고 전문가의 조언을 구하자. 또한 추간판에 충격을 줄 수 있으므로 지나치게 힘을 주어 비트는 것은 좋지 않다.

1 **어깨 결림을 개선한다**
벽에 기대는 쪽의 몸을 전체적으로 스트레칭할 수 있다. 또한 어깨뼈를 아래로 회전시키면서 안쪽으로 당기므로 전거근의 스트레칭에 효과적이다. 전거근은 어깨뼈와 갈비뼈를 연결하는 근육으로, 어깨 결림과도 관계가 깊다. 어깨 결림이 심한 사람도 계속하면 편해진다.

2 **허리 통증이 해소된다**
무리 없이 몸을 좌우로 비틀면 등뼈 주변의 깊은 부위에 있는 회전근(38쪽 참조) 등을 자극하여 등뼈가 올바른 위치를 찾을 수 있게 유도할 수 있다. 등뼈가 건강해지면 어깨 결림, 허리 통증이 근본적으로 개선될 뿐 아니라 위의 기능을 좋게 하는 효과도 얻을 수 있다.

3 **일상생활의 동작이 편해진다**
비틀기 동작으로 등뼈를 바로 세우면 등뼈 전체의 가동 범위가 넓어져 몸을 구부리고(전굴), 젖히는(후굴) 동작도 쉽게 할 수 있다. 결과적으로 일상생활의 동작도 한결 편해진다.

4 **호흡이 편해진다**
어깨뼈 사이를 자극할 수 있다. 이곳은 스트레스 등으로 경직되기 쉽고, 그 결과 호흡이 얕아지고 자율신경의 기능도 떨어진다. 어깨뼈 사이를 풀어주면 호흡이 편해지고 가슴도 펴지므로 위의 기능도 향상된다. 자율신경과 심리 상태에도 좋은 효과가 있다.

서서 하는 동작이 어렵다면, 의자를 이용한 등뼈 비틀기

휘청거릴 걱정이 없으므로 누구나 안정적으로 할 수 있다.
서 있을 때 무릎에 통증을 느끼는 사람에게 추천한다.
본체가 회전하는 사무용 의자도 쓸 수 있다.

다리를 조금 넓게 벌리고 의자에 앉는다. 몸을 비틀어 의자의 등받이를 잡고 얼굴만 정면을 보면서 3~5회 호흡한다. 반대쪽도 동일하게 실시한다.

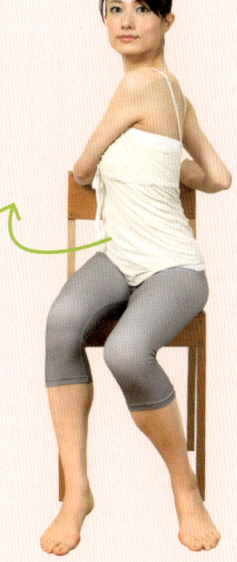

더욱 간단!

몸을 벽과 평행하게 한 상태에서 의자에 앉아 몸을 비틀고 두 손을 등받이에 댄다. 얼굴을 왼쪽으로 돌리고 몸을 등받이에 기대어 3~5회 호흡한다. 반대쪽도 마찬가지로 실시한다.

궁금증 2
무중력 공간에서는 등이 펴질까?

등뼈와 중력의 관계

중력은 항상 지구와 물체 사이에서 작용하므로 평소 거의 느껴지지 않는다. 하지만 1장에서 설명한 대로 등뼈는 중력의 영향을 많이 받는다.

그렇다면 중력이 없는 경우에는 등뼈가 어떻게 될까? 우주에서는 거의 무중력에 가까운 상태다. 예컨대 우주 비행사가 우주에 있는 동안은 중력의 영향을 받지 않으므로 등뼈가 늘어나 키가 커졌다가 지구로 귀환하면 원래대로 돌아온다.

이것은 아침에 일어났을 때 전날에 비해 키가 조금 커지는 것과 같은 현상으로, 중력의 부하를 받지 않는 상태가 계속되면 추간판 두께가 늘어나기 때문이다.

한편 중력의 영향을 받지 않으면 근력이나 뼈의 밀도가 현저하게 떨어져 노화가 빠르게 진행된다. 회복하려면 상당한 시간이 걸린다고 하므로 중력이 주는 부하는 좋든 싫든 인간에게 없어서는 안 되는 존재다.

나이가 들면 근력이 저하되어 운동 부족과 자세 불량이 계속될 경우 중력은 곧 인간에게 심한 부담을 준다. 하지만 평소에도 몸을 움직여 자신의 몸에 맞는 일상생활을 보낸다면 중력은 우리의 등뼈와 몸을 강하게 만들고, 건강하게 해줄 것이다.

궁금증 3
목을 움직일 때 '두둑' 하고 나는 소리의 정체는?

책상에 오래 앉아 업무를 보는 짬짬이 뻐근한 목을 움직이며 '두둑' 하는 소리를 내본 적이 있는가? 이 '두둑' 하고 나는 소리의 정체는 무엇일까?

이것은 관절 속에 있는 윤활유와 같은 액체가 관절을 움직일 때 압력 차이로 기포를 발생시키면서 나는 소리다. 이 현상을 크래킹(cracking)이라 한다. 카이로프랙틱(chiropractic. 척추 지압요법. 수술이나 약물을 사용하지 않고, 예방과 보존 측면에 역점을 두어 신경과 근골격계를 복합적으로 치료하는 방법-역주)과 오스테오파시(osteopathy. 정골요법. 두개골과 사지의 이상을 바로 잡으면 내부 질환의 모든 병을 치료할 수 있다는 정체술-역주)도 몸에 무리가 가지 않는 범위에서 순간적으로 관절의 움직임을 개선하는 것이며 이때 마찬가지로 '두둑' 하는 소리가 나기도 한다. 이렇게 카이로프랙틱과 오스테오파시에서 행하는 기술을 순간급압(thrust)이라 한다. 순간급압은 관절에서 소리를 내기 위한 치료법이 아니다.

덧붙이자면 카이로프랙틱 등의 시술에서 치료하는 부위는 스스로 두둑 하고 소리를 내는 부위가 아니라 그 위쪽이나 아래쪽의 잘 움직이지 않는 관절이다. 예컨대 목의 한가운데 부근이라면 실제로 관절의 문제가 생긴 곳은 목뼈의 위쪽이거나 가슴등뼈의 위쪽일 수 있다.

스스로 두둑 하고 소리를 내면 일시적으로 시원하다고 느낄 수 있지만 뇌가 느끼는 쾌감은 오래가지 못한다. 그렇기 때문에 이내 다시금 소리를 내고 싶어진다. 예로부터 목 관절의 소리를 내는 것은 좋지 않다는 말이 있는데 지나치지만 않다면 문제가 되지는 않는다. 하지만 '소리를 내기 위해서' 하는 것은 좋지 않다.

목은 뇌로 영양을 운반하는 혈관이 지나는 섬세한 곳이다. 하루에도 몇 번씩 반복하는 것은 삼가자.

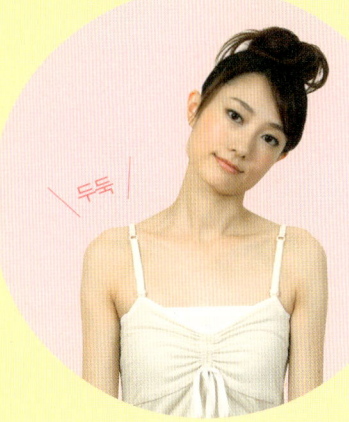

목에서 소리가 나는 순간에만 기분이 좋았다가 바로 다시 뻐근해질 때는 '등뼈 바로 세우기' 운동으로 어깨 결림을 개선하자.

CHAPTER 3　등뼈를 강화하는 몸통 운동

등뼈의 건강은 하체 및 몸통(배와 등)의 근육과 깊은 관련이 있다.
이 근육들이 굳으면 등뼈가 팽팽하게 당겨져 변형이 생긴다.
다리의 근육을 유연하게 하는 스트레칭과 몸 안쪽의 근육을 활성화하는 운동을 통해
건강한 등뼈를 위한 '안정성'을 길러나가자.
스트레칭과 운동을 통해 자세 교정, 허리 통증 개선처럼 즐거운 변화를 기대할 수 있다.

탄탄한 하체와 몸통이 등뼈를 안정시킨다

등뼈를 안정시키는 운동과 스트레칭을 생활화하자

등뼈의 노화를 촉진시키는 원인에는 나쁜 자세와 부상 등이 있다. 이는 등뼈를 안정시키는 근육에 피로나 손상을 일으켜 등뼈를 불안정하게 만들고 결국 문제를 발생시킨다. 다시 말해, '등뼈 바로 세우기' 운동으로 등뼈의 나이를 젊게 되돌려도 그것을 지탱하는 하체와 몸통이 안정적이지 않으면 결국 일상생활 속에서 등뼈의 노화가 진행된다. 이 장에서 소개하는 하체의 스트레칭과 몸통 운동을 통해 등뼈를 더욱 건강한 상태로 만들어나가자.

인간의 몸을 집에 비유하면 등뼈는 기둥 역할을 하는 기관이다. 하체와 몸통의 근육은 집의 골조나 벽에 해당하므로 등뼈의 건강을 위해서는 꼭 관리가 필요하다.

특히 등뼈 중에서도 중력의 부하를 가장 많이 받는 허리뼈는 몸통의 근육으로 지킬 수 있다. 즉, 몸통 근육을 강하게 만들면 허리 통증이 완화된다. 하체 근육이 강해지면 일상의 동작이 편해지고 허리나 무릎의 통증은 물론 다리가 무겁고 저린 증상을 개선할 수 있다.

등뼈와 관련된 주요 근육

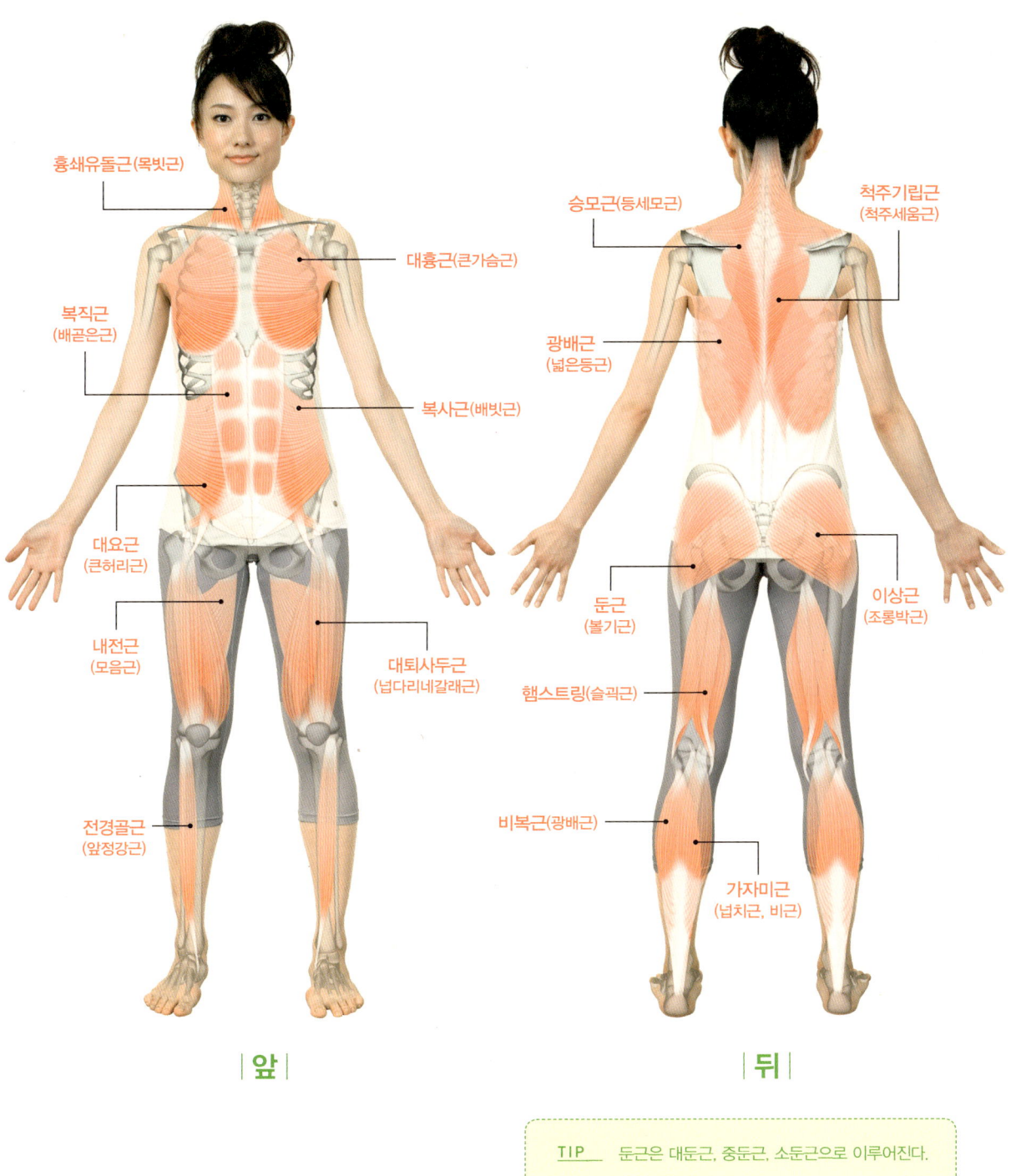

| 앞 | 뒤 |

TIP 둔근은 대둔근, 중둔근, 소둔근으로 이루어진다.

스트레칭 01 — 허벅지를 늘인다

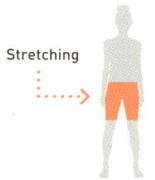

고관절과 허벅지의 근육이 경직되고 짧아지면 골반이 앞으로 기울고 허리의 전만 정도가 심해진다. 따라서 이들 근육을 풀어주면 걸음걸이와 서는 자세가 좋아지고 허리 통증도 줄어든다.

한쪽 다리 잡기

대퇴사두근(허벅지의 앞쪽 근육)이 줄어들면 골반이 앞으로 기울어 허리의 전만 정도가 심해지는 원인이 되어 고관절과 무릎의 변형으로 이어질 수 있다.

| 목표 근육 | 대퇴사두근

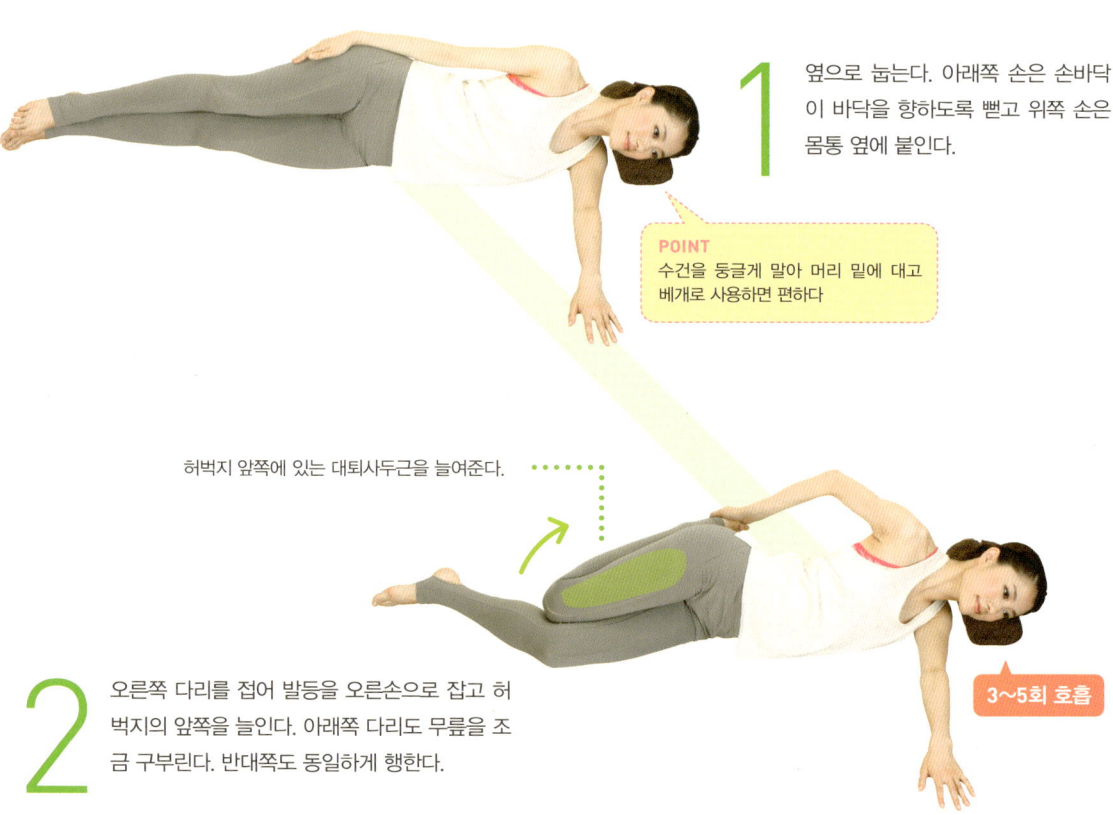

1 옆으로 눕는다. 아래쪽 손은 손바닥이 바닥을 향하도록 뻗고 위쪽 손은 몸통 옆에 붙인다.

POINT 수건을 둥글게 말아 머리 밑에 대고 베개로 사용하면 편하다

허벅지 앞쪽에 있는 대퇴사두근을 늘여준다.

2 오른쪽 다리를 접어 발등을 오른손으로 잡고 허벅지의 앞쪽을 늘인다. 아래쪽 다리도 무릎을 조금 구부린다. 반대쪽도 동일하게 행한다.

3~5회 호흡

한 발 내딛고 무릎 꿇기 1

등뼈 앞에서 고관절까지 붙어 있는 근육(주로 대요근)을 풀어주면 과도한 허리 전만이나 고관절의 뒤틀림을 개선할 수 있다.

| 목표 근육 | 장요근(특히 대요근)

1 오른쪽 무릎을 세우고 두 손을 허벅지 위에 놓는다. 왼쪽 다리는 무릎을 꿇어 발등을 바닥에 대고 뻗는다.

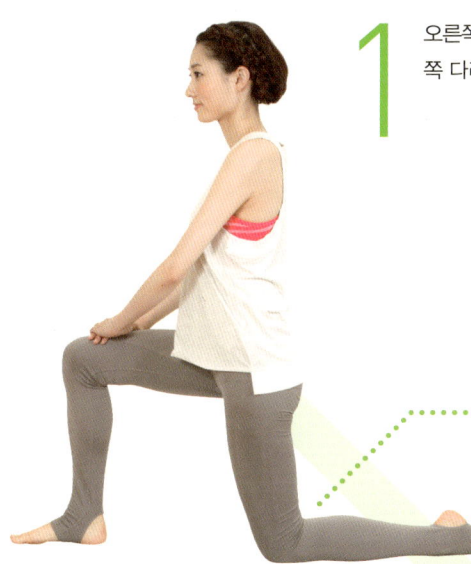

무릎이 아플 때
무릎을 바닥에 댈 때 통증을 느끼는 사람은 대퇴사두근이 굳어 있을 가능성이 크다. 무릎 밑에 수건을 깔면 통증이 완화된다.

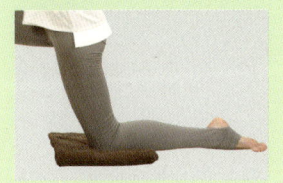

2 오른쪽 다리를 앞으로 밀며 몸 전체를 앞쪽으로 움직인다. 반대쪽도 동일하게 행한다.

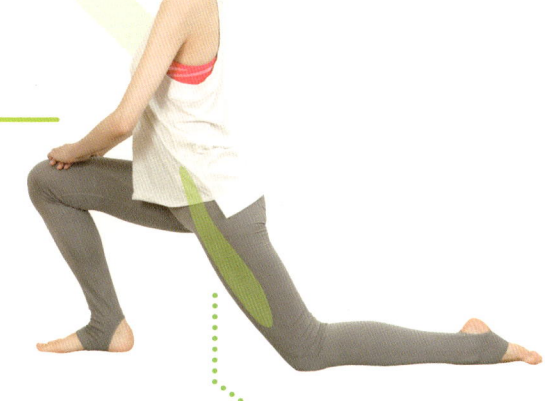

서혜부부터 허벅지 앞쪽이 스트레칭된다.

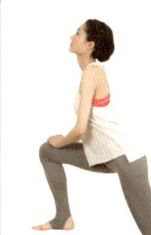

✗ 잘못된 동작
엉덩이를 뒤로 뺀 채 상체만 앞으로 내밀지 않도록 주의한다. 턱은 들리지 않게 하고 목 뒤는 항상 일직선이 되게 하자.

스트레칭 02 — 다리 뒤쪽을 늘인다

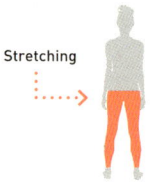

다리 뒤쪽의 근육이 수축되면 등도 끌어당겨 올바른 자세를 유지하기 어렵다.
하체의 유연성이 향상되면 골반과 등뼈가 부드럽게 움직여 일상생활의 동작을 하기 쉬워진다.

상체 앞으로 숙이기

허리를 앞으로 내밀고 의자에 얕게 앉는 사람은 허벅지 뒤쪽이 굳어 있을 가능성이 크다. 스트레칭으로 골반이 올바른 위치를 찾도록 하자.

| 목표 근육 | **햄스트링**

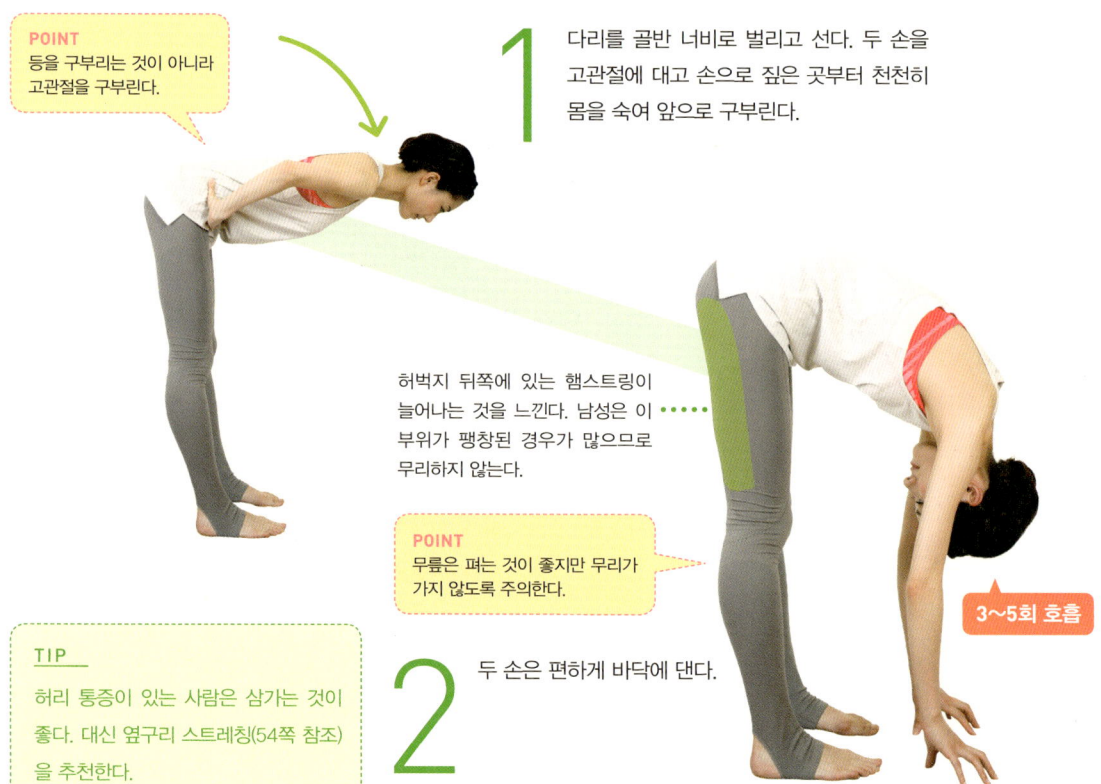

1 다리를 골반 너비로 벌리고 선다. 두 손을 고관절에 대고 손으로 짚은 곳부터 천천히 몸을 숙여 앞으로 구부린다.

POINT
등을 구부리는 것이 아니라 고관절을 구부린다.

허벅지 뒤쪽에 있는 햄스트링이 늘어나는 것을 느낀다. 남성은 이 부위가 팽창된 경우가 많으므로 무리하지 않는다.

POINT
무릎은 펴는 것이 좋지만 무리가 가지 않도록 주의한다.

3~5회 호흡

2 두 손은 편하게 바닥에 댄다.

TIP
허리 통증이 있는 사람은 삼가는 것이 좋다. 대신 옆구리 스트레칭(54쪽 참조)을 추천한다.

벽 밀기

종아리 근육이 긴장되면 걸을 때 균형과 자세가 나빠지는 등의 문제를 유발한다.

| 목표 근육 | **비복근**

1 벽에서 20cm 정도 거리를 두고 서서 두 손을 가슴 높이로 올려 벽을 짚는다.

2 오른쪽 다리를 뒤로 빼고 팔꿈치를 구부려 몸을 앞으로 숙인 상태에서 벽을 민다. 반대쪽도 동일하게 행한다.

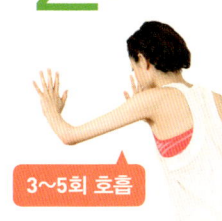

3~5회 호흡

종아리 뒤쪽의 비복근이 늘어나는 것을 느낀다.

POINT
무릎은 완전히 펴지 않고 살짝 구부려 조금 느슨한 상태로 유지한다.

한 발 내딛고 무릎 꿇기 2

양쪽 종아리 근육량의 차이가 크게 나면 중심이 불안정해지고 보행 자세가 나빠진다. 결국 등뼈가 받는 부담이 증가한다.

| 목표 근육 | **가자미근**

1 왼쪽 다리를 앞으로 내민 상태에서 오른쪽 무릎을 꿇고 상체를 세운다. 두 손은 무릎 위에 얹는다. 바닥에 굽힌 무릎이 아픈 사람은 무릎 밑에 수건을 받치는 것이 좋다.

2 상체를 앞으로 숙여 왼쪽 다리의 뒤쪽을 늘인다. 반대쪽도 동일하게 행한다.

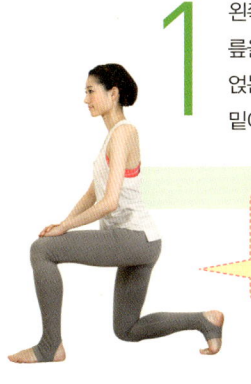

POINT
오른발이 바깥쪽을 향해도 상관없다. 발의 길이에 따라 각도를 조정한다.

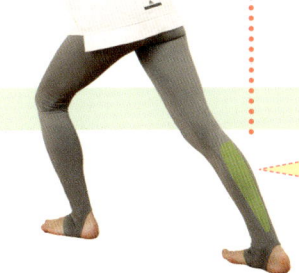

3~5회 호흡

종아리 뒤쪽의 가자미근이 늘어나는 것을 느낀다.

스트레칭 03 — 엉덩이를 늘인다

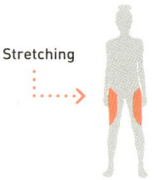

엉덩이는 골반을 안정시키는 근육(둔근군과 이상근)이 있는 부위다.
좌우 근육량의 차이가 크면 골반 변형과 보행 문제를 야기해 허리 통증과 같은 이상을 유발할 수 있다.

의자에 앉아 상체 숙이기

엉치뼈에서 뻗어 있는 이상근은 작지만 골반의 안정에 반드시 필요한 근육이다. 이곳을 늘이면 허리 통증 개선 효과도 얻을 수 있다.

| 목표 근육 | 이상근 | 둔근

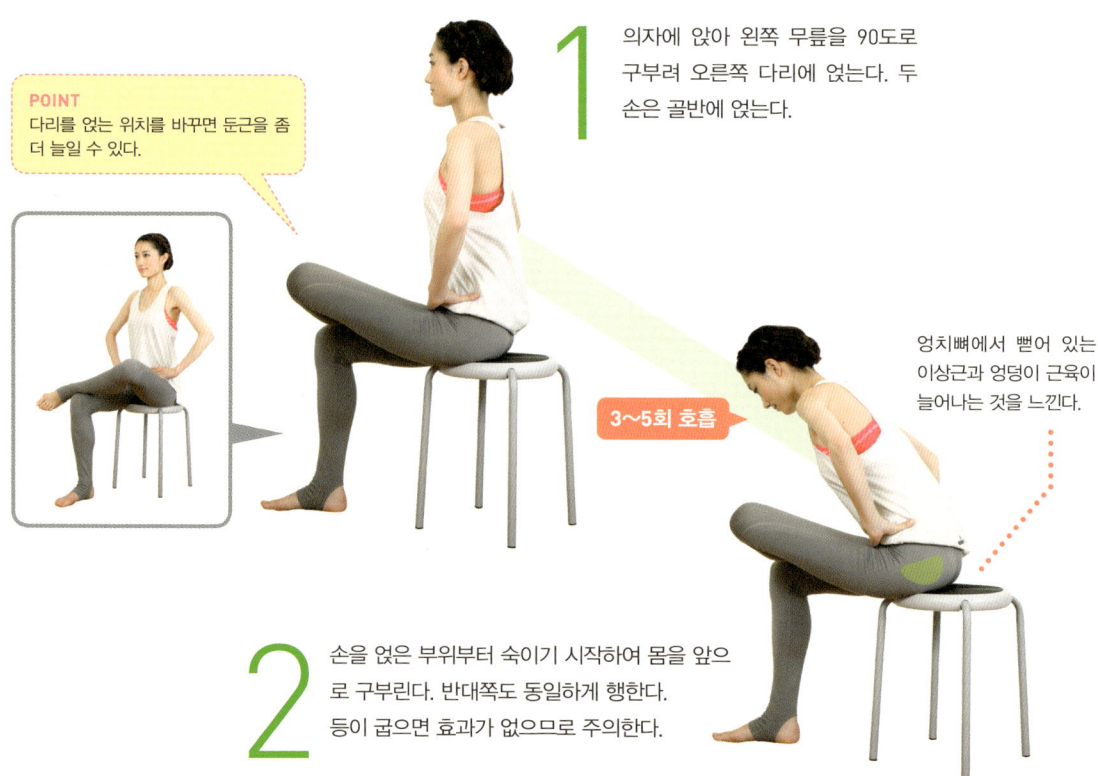

POINT 다리를 얹는 위치를 바꾸면 둔근을 좀 더 늘일 수 있다.

1 의자에 앉아 왼쪽 무릎을 90도로 구부려 오른쪽 다리에 얹는다. 두 손은 골반에 얹는다.

3~5회 호흡

엉치뼈에서 뻗어 있는 이상근과 엉덩이 근육이 늘어나는 것을 느낀다.

2 손을 얹은 부위부터 숙이기 시작하여 몸을 앞으로 구부린다. 반대쪽도 동일하게 행한다. 등이 굽으면 효과가 없으므로 주의한다.

드러누워 무릎 끌어안기

중력과 팔의 힘을 이용해 다리를 가슴 가까이 끌어당기면 엉덩이 주변의 근육(둔근)을 늘일 수 있다.

| 목표 근육 | **둔근**

1 천장을 보고 누워 무릎을 세우고 왼쪽 다리를 오른쪽 다리에 얹는다.

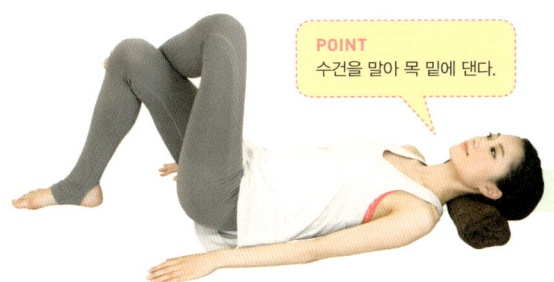

POINT 수건을 말아 목 밑에 댄다.

2 두 손을 뻗어 오른쪽 다리를 잡고 가슴 쪽으로 끌어당긴다. 반대쪽도 동일하게 행한다.

엉덩이 뒤쪽에 있는 둔근이 늘어나는 것을 느낀다.

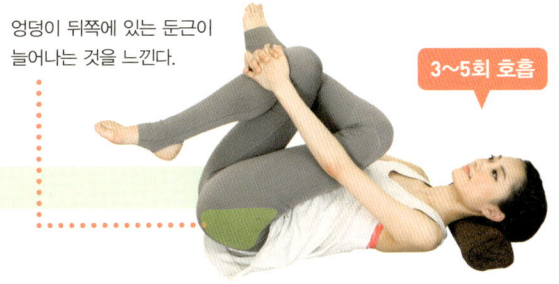

3~5회 호흡

응용 동작 얹는 다리의 각도가 클수록 이상근 스트레칭의 효과가 크다.

---

1 천장을 보고 누워 두 무릎을 세운다. 왼쪽 발목을 오른쪽 다리에 얹는다.

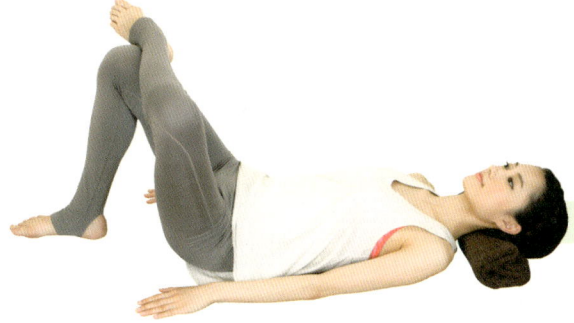

2 다리 사이로 왼손을 넣어 두 손으로 오른쪽 다리를 잡고 가슴 쪽으로 당긴다.

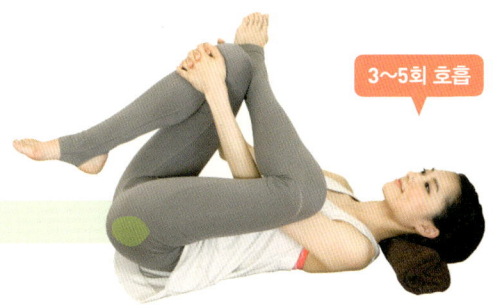

3~5회 호흡

스트레칭 04 — 허벅지 안쪽을 늘인다

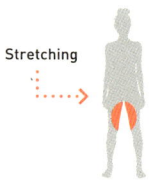

선 자세에서 내전근을 의식하며 허벅지의 안쪽을 조이면 등뼈를 바로 세울 수 있다.
일상생활에서는 단련하기 어려워 느슨해지기 쉬운 근육이므로 의식적으로 스트레칭한다.

어깨 늘이기

내전근을 풀어주면 등뼈에 안정성과 유연성이 생긴다. 오래 앉아 있을 때 중간중간 이 스트레칭을 하면 등뼈도 바로 세울 수 있다.

| 목표 근육 | 내전근

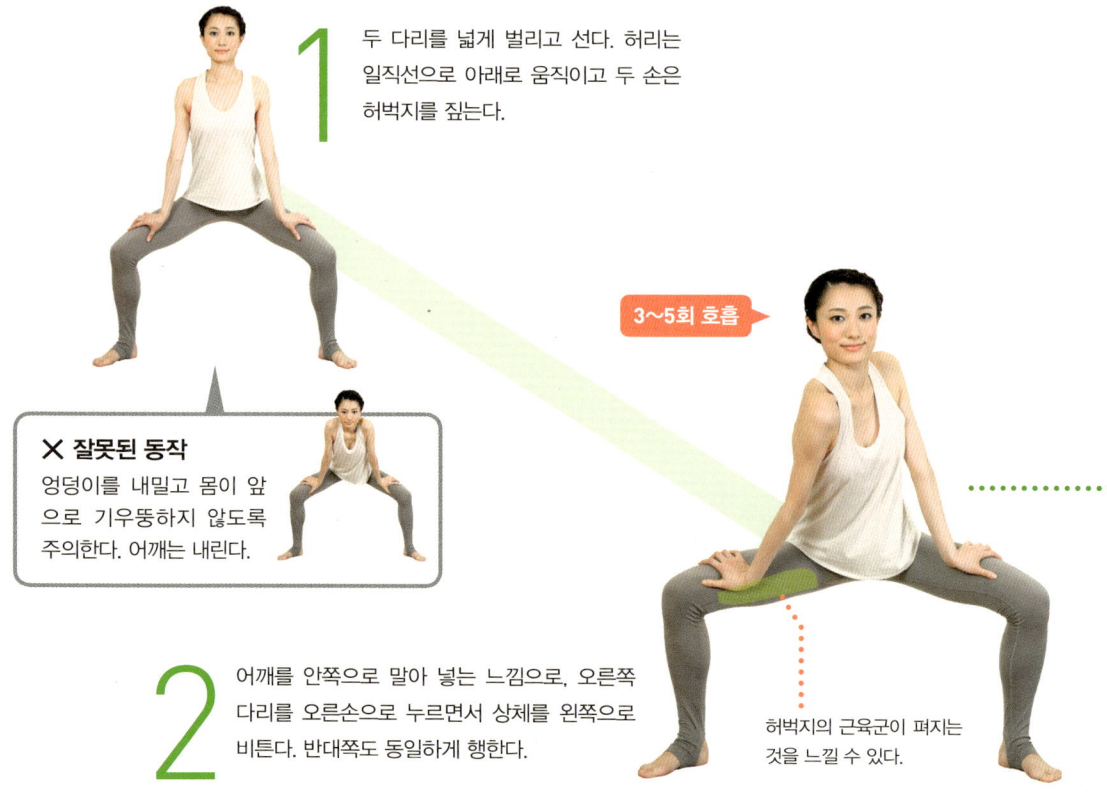

1 두 다리를 넓게 벌리고 선다. 허리는 일직선으로 아래로 움직이고 두 손은 허벅지를 짚는다.

✕ 잘못된 동작
엉덩이를 내밀고 몸이 앞으로 기우뚱하지 않도록 주의한다. 어깨는 내린다.

2 어깨를 안쪽으로 말아 넣는 느낌으로, 오른쪽 다리를 오른손으로 누르면서 상체를 왼쪽으로 비튼다. 반대쪽도 동일하게 행한다.

3~5회 호흡

허벅지의 근육군이 펴지는 것을 느낄 수 있다.

상체 앞으로 숙이기

무릎이 손상될 위험이 적은 스트레칭. 고관절의 유연성이 향상되면 골반과 등뼈의 부담도 줄어든다.

| 목표 근육 | 내전근

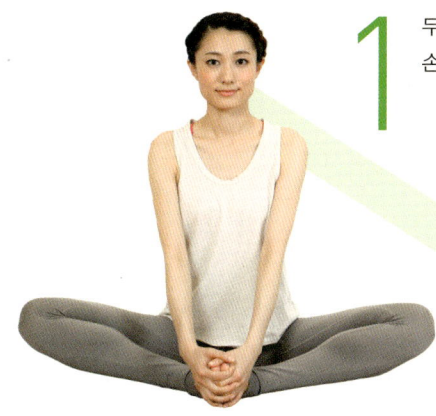

1 두 다리의 발바닥을 맞대고 앉는다.
손은 발끝을 모아 쥔다.

2 숨을 내쉬면서 몸을 앞으로 숙인다.
등이 굽지 않도록 주의한다.

3~5회 호흡

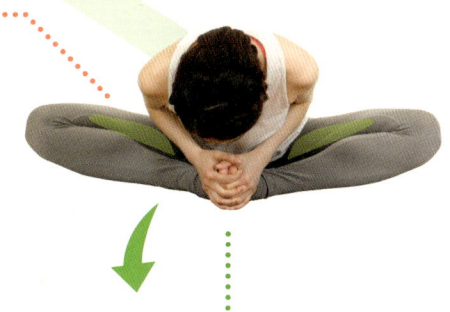

허벅지 안쪽의 내전근이 늘어나는 것을 느낀다.

어깨 늘이기가 어려울 때

이 스트레칭이 어려울 때 의자를 이용하면 무릎이 받는 부담을 줄일 수 있다.

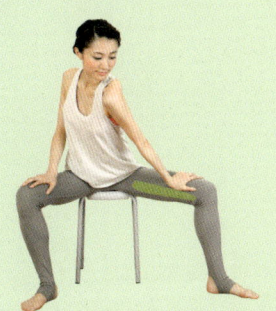

다리를 벌리고 의자에 앉는다. 두 손을 허벅지에 얹고, 어깨를 말듯이 왼손으로 왼쪽 다리를 누르며 상체를 오른쪽으로 비틀고 3~5회 호흡한다. 반대쪽도 동일하게 행한다.

상체 앞으로 숙이기가 어려울 때

고관절이 굳어 다리가 잘 벌어지지 않으면 양쪽 팔꿈치로 무릎을 누르기만 해도 된다.

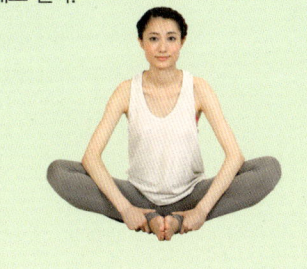

몸통 운동 01 — 허리와 엉덩이를 강화한다

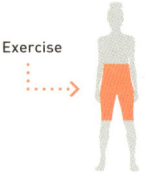

몸통의 주요 근육을 총동원하는 운동.
골반의 위치를 조정하고 변형을 줄일 수 있다.
허리뼈의 안정에 반드시 필요한 골반기저근도 강화한다.

상체 들어 올리기

고관절을 쭉 펴는 근육을 활성화하면서 등뼈의 S자 곡선을 의식한다.
다리를 들어 올리면 몸통의 근육을 좀 더 단련할 수 있다.

| 목표 근육 | 햄스트링 | 대둔근 | 골반기저근 | 다열근 | 복횡근 | 장요근

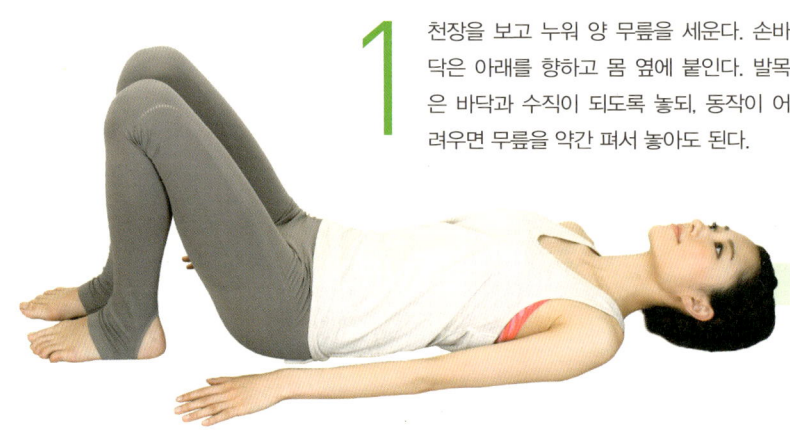

1 천장을 보고 누워 양 무릎을 세운다. 손바닥은 아래를 향하고 몸 옆에 붙인다. 발목은 바닥과 수직이 되도록 놓되, 동작이 어려우면 무릎을 약간 펴서 놓아도 된다.

강도 UP!
무릎 사이에 수건을 끼우면 내전근부터 골반저근까지 허벅지를 안쪽으로 조이는 것을 더 쉽게 의식할 수 있다.

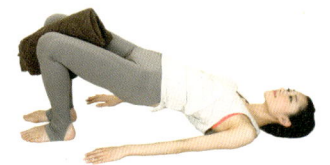

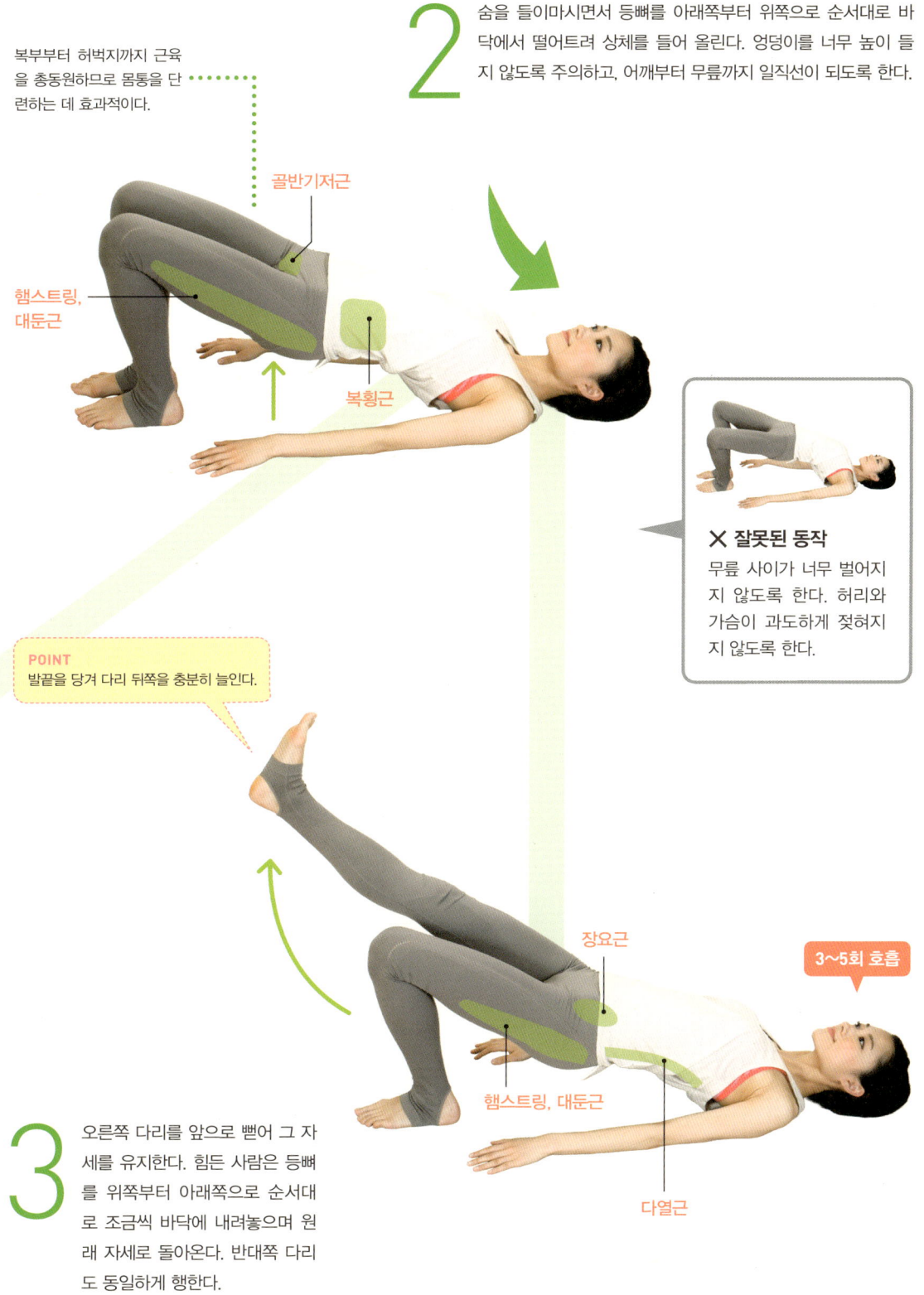

복부부터 허벅지까지 근육을 총동원하므로 몸통을 단련하는 데 효과적이다.

2 숨을 들이마시면서 등뼈를 아래쪽부터 위쪽으로 순서대로 바닥에서 떨어트려 상체를 들어 올린다. 엉덩이를 너무 높이 들지 않도록 주의하고, 어깨부터 무릎까지 일직선이 되도록 한다.

골반기저근

햄스트링, 대둔근

복횡근

✕ 잘못된 동작
무릎 사이가 너무 벌어지지 않도록 한다. 허리와 가슴이 과도하게 젖혀지지 않도록 한다.

POINT
발끝을 당겨 다리 뒤쪽을 충분히 늘인다.

장요근

3~5회 호흡

햄스트링, 대둔근

다열근

3 오른쪽 다리를 앞으로 뻗어 그 자세를 유지한다. 힘든 사람은 등뼈를 위쪽부터 아래쪽으로 순서대로 조금씩 바닥에 내려놓으며 원래 자세로 돌아온다. 반대쪽 다리도 동일하게 행한다.

Chapter 3 · 등뼈를 강화하는 몸통 운동

몸통 운동 02 — 아랫배를 강화한다

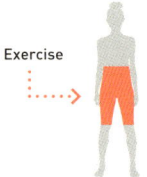

몸의 중심축을 느낄 때 중요한 아랫배. 이곳이 안정되면 몸 전체의 균형을 잡기 쉽다.
단전 호흡에서 자주 일컫는 기가 모이는 장소 '단전'도 배꼽 아래 부근에 있다.

한쪽 다리 들어 올리기

복부 주변의 근육을 강화한다. 들어 올린 다리의 햄스트링과 반대쪽 장요근을 스트레칭할 수 있다.

| 목표 근육 | 장요근 | 햄스트링 | 대퇴사두근 | 복사근 | 복횡근

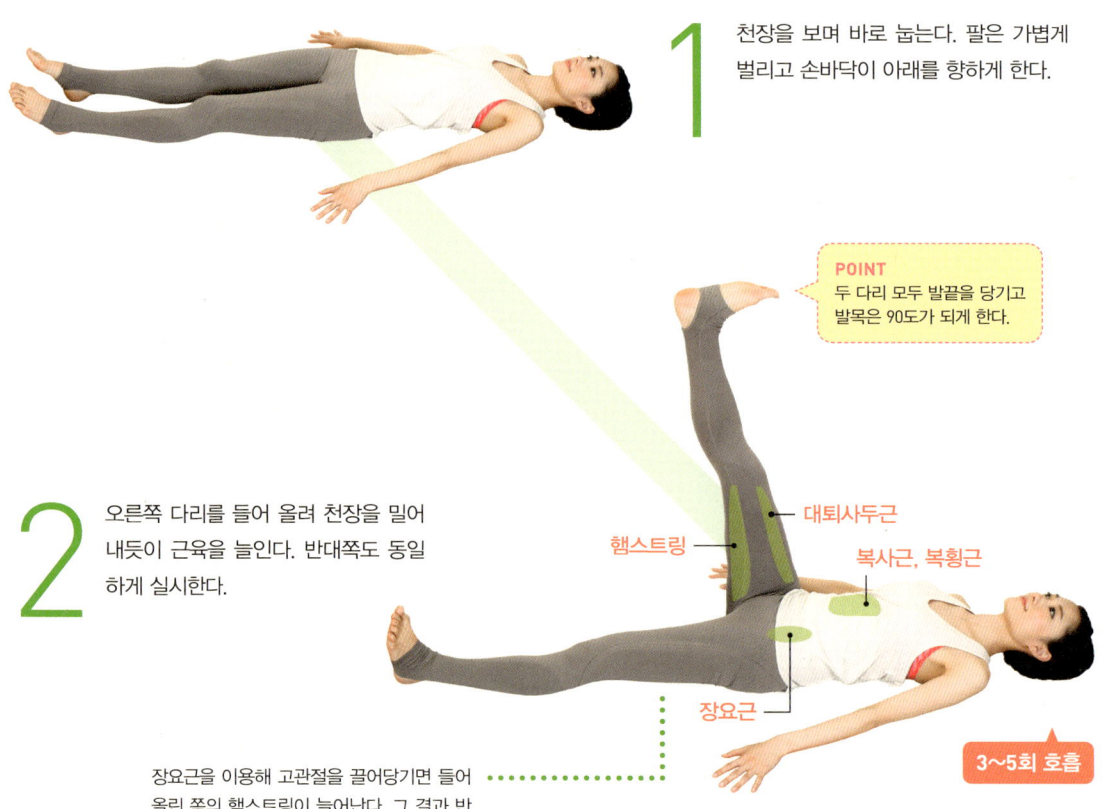

1 천장을 보며 바로 눕는다. 팔은 가볍게 벌리고 손바닥이 아래를 향하게 한다.

POINT 두 다리 모두 발끝을 당기고 발목은 90도가 되게 한다.

2 오른쪽 다리를 들어 올려 천장을 밀어 내듯이 근육을 늘인다. 반대쪽도 동일하게 실시한다.

장요근을 이용해 고관절을 끌어당기면 들어 올린 쪽의 햄스트링이 늘어난다. 그 결과 반대쪽 다리의 서혜부도 스트레칭된다.

대퇴사두근 / 햄스트링 / 복사근, 복횡근 / 장요근

3~5회 호흡

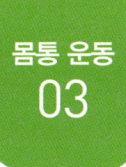

몸통 운동 03 — 옆구리를 강화한다

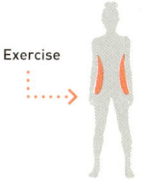

Exercise

서거나 걸을 때 사용되는 근육은 몸의 옆구리에 많다.
이 근육들을 고르게 늘여주면 좌우의 균형이 맞춰지고, 등뼈도 안정될 수 있다.

옆구리 들어 올리기

옆구리 근육을 단련한다. 좌우 차이를 해소하면 등뼈의 교정이 가능하여 변형을 줄일 수 있다.

| 목표 근육 | **복사근** | **복횡근** | **요방형근** | **소둔근** | **중둔근**

POINT 왼손으로 몸을 지탱하고 오른손은 바닥에 대기만 한다.

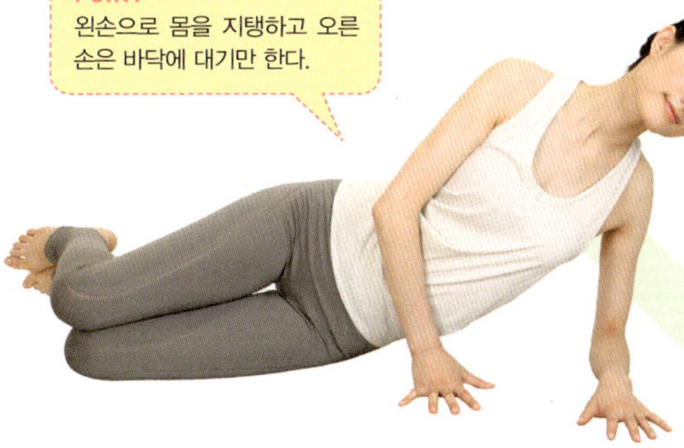

1 두 손으로 바닥을 짚고 왼쪽 옆구리가 아래로 향하도록 옆으로 눕는다. 두 다리는 가지런히 모으고 무릎은 90도로 굽힌다.

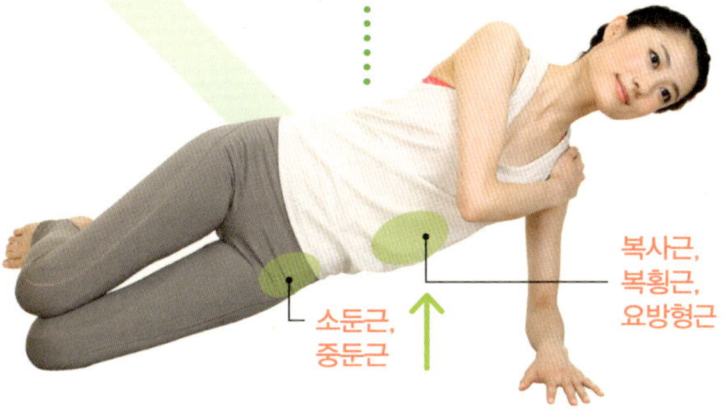

배와 엉덩이의 바깥쪽 근육에 자극을 느낀다

3~5회 호흡

소둔근, 중둔근

복사근, 복횡근, 요방형근

2 오른손을 왼쪽 어깨에 대고 몸을 들어 올려 자세를 유지한다. 반대쪽도 동일하게 실시한다.

POINT 바닥과 가까운 몸의 옆선이 일직선이 되게 한다.

몸통 운동 04 — 중심축을 강화한다

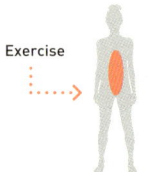

복부 근육의 움직임을 느끼면서 몸의 중심을 조정하는 운동.
배부터 다리까지 전체적으로 단련할 수 있다.
강도가 강하므로 무리하지 않는다.

다리 올려 벌리기

두 다리를 모아 들어 올리면 몸의 중심 근육들이 단련되어 등뼈가 안정된다.
내전근과 골반기저근도 단련할 수 있다.

| 목표 근육 | 내전근 | 장요근 | 복사근 | 복횡근 | 골반기저근

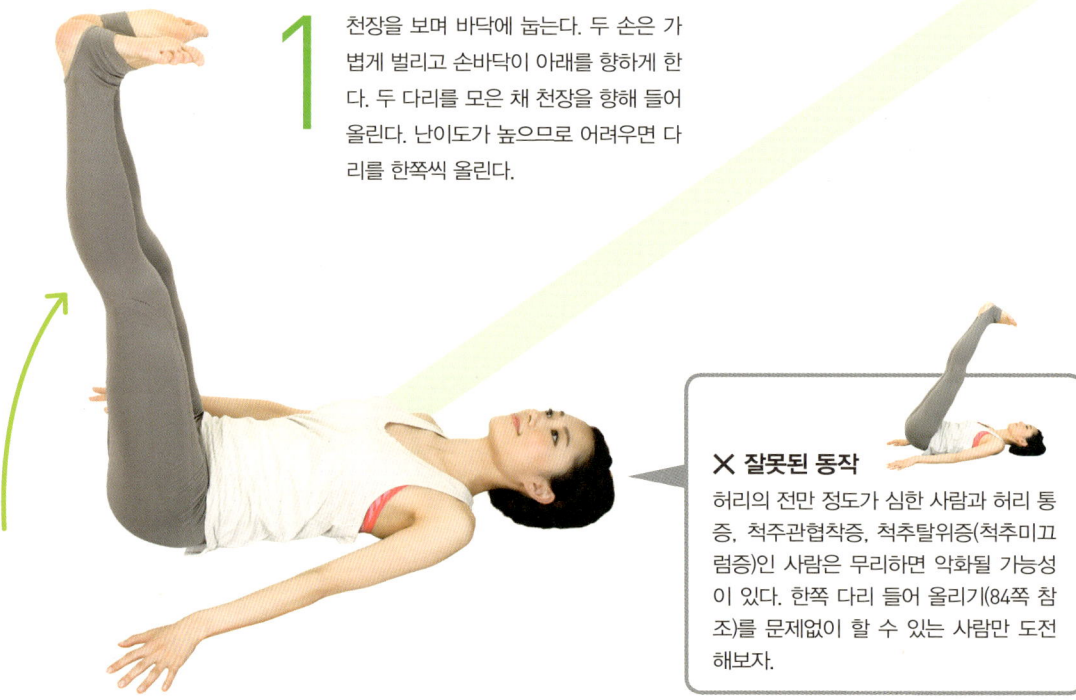

1 천장을 보며 바닥에 눕는다. 두 손은 가볍게 벌리고 손바닥이 아래를 향하게 한다. 두 다리를 모은 채 천장을 향해 들어 올린다. 난이도가 높으므로 어려우면 다리를 한쪽씩 올린다.

✗ 잘못된 동작
허리의 전만 정도가 심한 사람과 허리 통증, 척주관협착증, 척추탈위증(척추미끄럼증)인 사람은 무리하면 악화될 가능성이 있다. 한쪽 다리 들어 올리기(84쪽 참조)를 문제없이 할 수 있는 사람만 도전해보자.

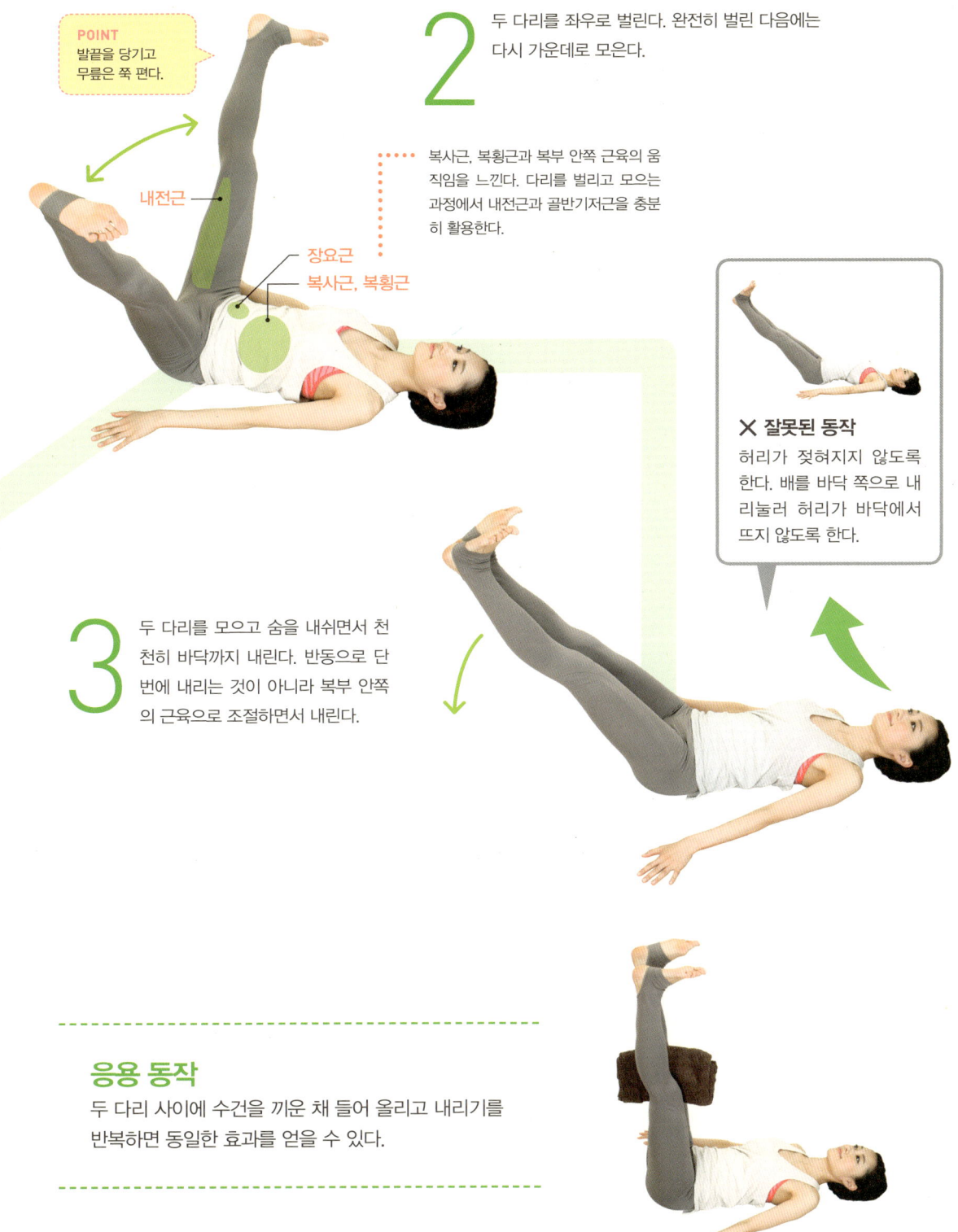

POINT 발끝을 당기고 무릎은 쭉 편다.

내전근

장요근
복사근, 복횡근

2 두 다리를 좌우로 벌린다. 완전히 벌린 다음에는 다시 가운데로 모은다.

복사근, 복횡근과 복부 안쪽 근육의 움직임을 느낀다. 다리를 벌리고 모으는 과정에서 내전근과 골반기저근을 충분히 활용한다.

✕ 잘못된 동작
허리가 젖혀지지 않도록 한다. 배를 바닥 쪽으로 내리눌러 허리가 바닥에서 뜨지 않도록 한다.

3 두 다리를 모으고 숨을 내쉬면서 천천히 바닥까지 내린다. 반동으로 단번에 내리는 것이 아니라 복부 안쪽의 근육으로 조절하면서 내린다.

응용 동작
두 다리 사이에 수건을 끼운 채 들어 올리고 내리기를 반복하면 동일한 효과를 얻을 수 있다.

Chapter 3 · 등뼈를 강화하는 몸통 운동

CHAPTER 4 통증이 싹 사라지는 셀프 지압법

괴로운 어깨 결림과 허리 통증.
이들 통증의 원인이 등뼈의 노화에 있음을 설명했다.
지금부터는 등뼈와 신체 이상의 관계를 이해하고,
굳어 있는 근육을 풀어주거나 경혈을 자극하는 등 간단히 할 수 있는 방법으로 이상 증상을 개선해 나가자.
복부 팽만감, 변비 등 위와 관련된 증상 및 심리 문제까지도 해결할 수 있다.

지압법

 지두압
엄지손가락으로 꾹 누른다.

 M자압
손가락 끝을 모아 M자 모양을 만들어 압력을 가한다.

 근육 자르기
경직된 근육을 자르듯이 문질러 풀어준다.

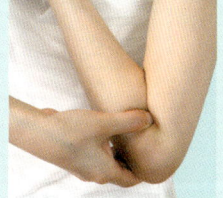

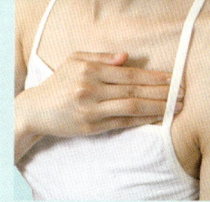

 주무르기
손끝에 힘을 주어 꼬집듯이 당겨주며 자극한다.

 손목압
손목 부위를 이용해 압력을 가한다.

원 그리기
원을 그리듯이 문질러 풀어준다.

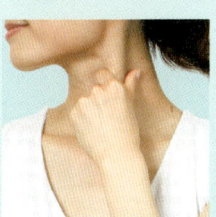
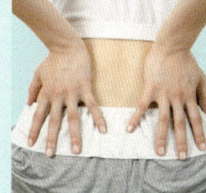
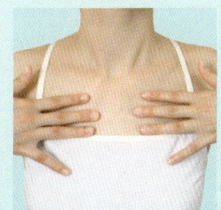

지압으로 등뼈의 노화를 예방한다

경혈과 근육에 이상 증상이 나타난다
직접 하는 지압으로 자신의 몸을 개선하자

이 장에서는 동양의학의 경락과 경혈에 관한 이론(자세한 내용은 5장 참조)에 근거해 근육을 문지르거나 경혈을 자극하는 지압을 소개한다. 나이와 체력에 상관 없이 손쉽게 할 수 있으므로 '건강한 등뼈를 만들고 싶지만 많이 움직이는 것은 부담스럽다'는 사람에게 추천한다.

원래 어깨 결림이나 허리 통증 등 신체 이상의 대부분은 등뼈의 노화가 원인이다. 머리가 앞으로 나오고 등이 굽는 나쁜 자세가 지속되면 목 주변의 근육에 부담을 주어 어깨 결림이 발생한다. 그리고 가슴등뼈의 유연성이 떨어지면 자율신경에 영향을 주어 기침이나 코막힘 등의 알레르기 증상이 나타난다. 한편 허리뼈의 변형이 변비로 이어질 때가 있다. 이런 예를 보면 아주 작은 등뼈의 문제가 모든 신체 증상의 원인이 된다는 사실을 알 수 있을 것이다.

어떤 부위를 만졌을 때 통증이 느껴진다면 근육이 뭉쳐 있거나 노폐물이 쌓였다는 것을 의미한다. 이 장에서 소개하는 지압법은 스트레칭으로는 완전히 펴주지 못하는 근막과 근육이 본래의 기능을 되찾게 한다. 근육과 내장의 상태가 개선되면 등뼈도 건강해진다. 그러면 자세도 좋아지고 기분도 긍정적으로 변할 것이다.

지압이 통증을 해소하는 데 효과적인 이유

어깨 결림의 경우

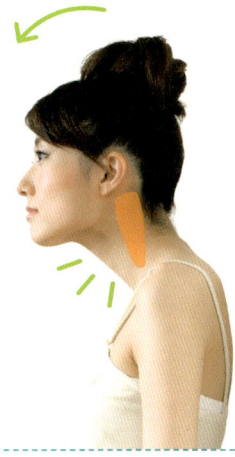

1 머리가 앞으로 나오고 등이 굽은 자세로 인해 흉쇄유돌근이 머리를 지탱하다가 부담을 받는다. 이로 인해 어깨 결림이 발생한다.

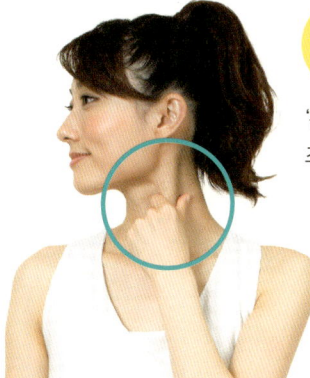

2 '흉쇄유돌근 풀어주기'(95쪽 참조)로 근육을 직접 자극한다.

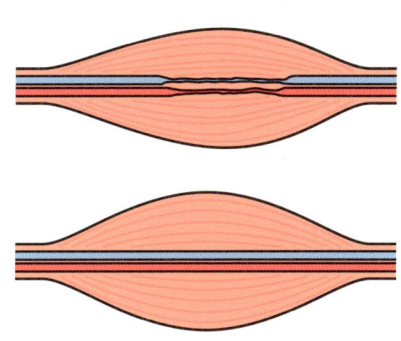

3 지압을 하면 근육이 부드러워지고 원래 형태로 변해 본래의 힘을 되찾을 수 있다.

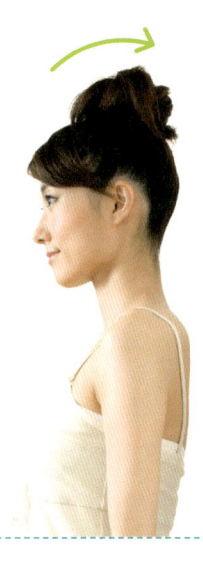

4 근육이 제대로 기능하므로 머리가 뒤쪽으로 들어가 제자리를 찾는다. 자세가 좋아지면 무리를 하던 주변 근육의 부담이 해소되므로 어깨 결림이 사라진다.

이상이 있는 부위를 직접 자극하지 않는 지압도 있지만, 근육과 경혈, 경락(140쪽 참조) 등은 모두 등뼈와 관련이 있기 때문에 신체 증상을 개선할 수 있다.

주의!
통증이 심한 부위는 지압 후 근육통을 일으킬 수도 있으므로 무리하게 시행하지 말자. 또한 지정된 횟수를 기준으로 실시하며, 지나치게 오랫동안 자극하지 않도록 한다. 근육이 풀어지면서 혹시 기분이 나빠지는 등 불쾌한 증상이 생겼을 때는 바로 중지하고 휴식을 취해야 한다.

목뼈와 관련된 증상

잘못된 자세가 목과 어깨의 건강을 망친다

현대에는 고개를 숙인 자세로 스마트폰을 들여다보거나 머리를 앞으로 내밀고 컴퓨터 화면을 오랜 시간 바라보는 등 잘못된 생활 습관으로 인해 목뼈에 문제가 있는 사람이 증가하고 있다.

항상 고개를 숙이고 머리만 앞으로 내민 잘못된 자세를 지속하면 목뼈가 본래 지니고 있는 곡선(전만)을 잃게 된다. 그뿐 아니라 때로는 곡선이 뒤로 나오는 경우(후만)도 적지 않다. 그러면 머리가 본래 위치에서 벗어나기 때문에 등뼈의 S자 곡선을 이용해 체중을 분산하는 것이 불가능해진다. 이때 주변 근육이 머리를 고정하려 과잉 긴장 상태가 되므로 어깨 결림과 두통(증상①)으로 이어진다.

또한 자세가 올바르지 못하면 근육의 연쇄반응으로 어깨뼈의 유연성이 낮아진다. 어깨뼈가 올바르지 않은 위치에 고정되면 팔뼈의 유연성도 제한되어 어깨 관절의 문제로 이어진다. 이로 인해 어깨 통증(증상②)이 발생한다.

또한 목뼈에 붙은 사각근이 단단하게 굳으면 근육 사이를 지나는 신경과 혈관이 압박을 받아 팔에 무겁고 저린 통증(증상③)이 나타난다.

증상 1 어깨 결림과 두통

- 어깨 결림 → 94쪽
- 두통 → 100쪽

원인 : 머리가 나온 자세

어깨 결림과 두통은 머리가 앞으로 나온 나쁜 자세 때문에 승모근 등의 목 주변 근육이 지나치게 긴장하는 것이 원인이다. 어깨뼈가 앞으로 나오므로 가슴이 펴지지 않고 결국 머리의 위치가 나빠진다.

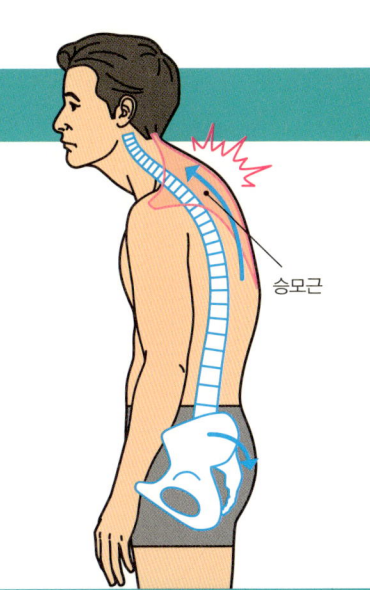

증상 2 어깨 통증

- 어깨 통증 → 98쪽

원인 : 어깨뼈 움직임의 제한

어깨뼈는 본래 갈비뼈 위를 미끄러지듯 움직이는데 자세가 나쁘면 견갑거근이 긴장하여 어깨뼈의 움직임이 제한되어 위팔뼈가 부드럽게 움직이지 않는다. 그 결과 어깨 관절에 통증이 발생한다.

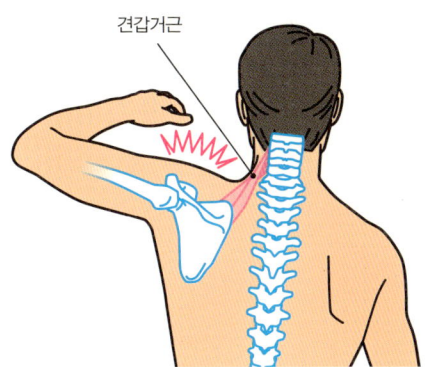

증상 3 팔이 무겁고 저림

- 팔이 무겁고 저림 → 101쪽

원인 : 사각근의 긴장

사각근이 긴장하면 팔로 이어지는 신경과 혈관이 압박받기 때문에 팔이 무겁고 저린 증상을 일으킨다. 가방을 항상 한쪽 어깨에만 메는 사람은 사각근이 긴장할 수 있으므로 주의하자.

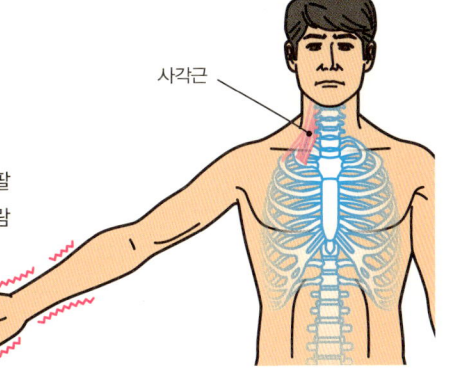

어깨 결림

머리가 앞으로 나온 자세가 큰 원인이다.
내장의 문제도 관련이 있으므로 근육을 풀어줌과 동시에 내장의 상태도 관리하자.

 승모근 주무르기

빗장뼈, 어깨뼈, 등뼈에 걸쳐 광범위하게 뻗은 근육.
좌우 불균형을 교정하면 몸의 긴장도 풀어진다.

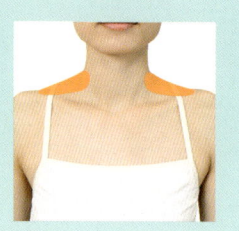

● **경혈점 찾기**

어깨를 올렸을 때, 조금 솟아 올라오는 부위가 승모근의 앞쪽이다. 이곳을 풀어주면 두통에도 효과가 있다. 어깨 결림에 효과적인 견정(144쪽 참조)이라는 경혈도 이곳에 있다.

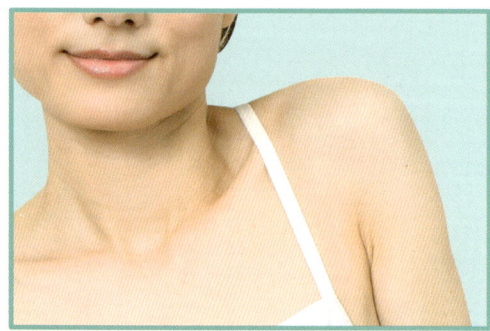

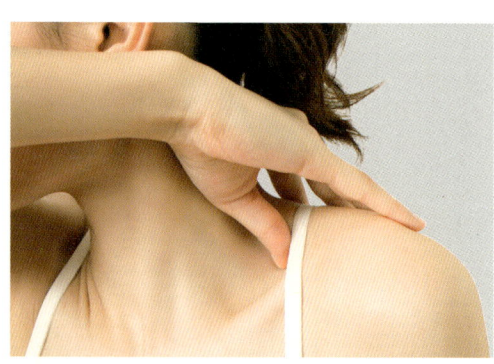

1 엄지손가락은 앞쪽에 대고 나머지 네 손가락으로 승모근을 잡는다.

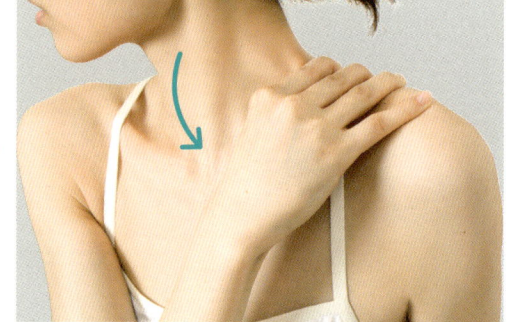

2 손가락의 힘은 그대로 유지하며 손목을 가슴 쪽으로 당겨 압력을 가한다. 3초간 압력을 가하고 1초간 쉬기를 5~10회 반복한다.

갈비뼈 지압

겨드랑이 아랫부분을 풀어주면 어깨뼈와 갈비뼈의 위치와 움직임에 변화가 생겨 어깨 결림이 줄어든다.

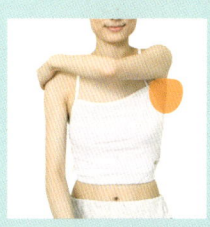

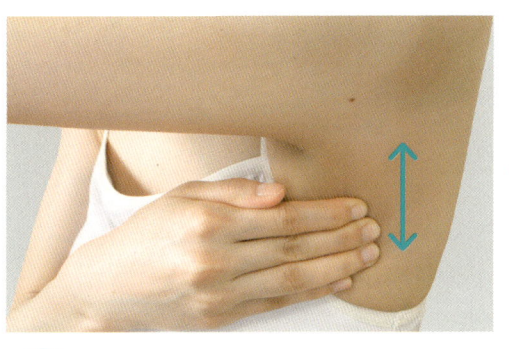

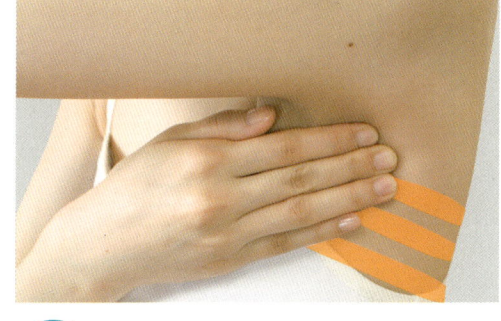

1 겨드랑이 아래, 갈비뼈 부근에 손가락 끝을 댄다.

2 위아래로 비비듯이 단단한 곳을 문질러 풀어준다. 갈비뼈를 세탁판이라 생각하고 근육을 문지르듯이 풀어준다.

 ## 흉쇄유돌근 풀어주기

자세가 나빠지면 쉽게 경직되는 근육. 이곳을 풀어주면 머리도 올바른 위치를 찾는다.

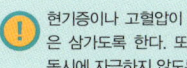 현기증이나 고혈압이 있는 사람은 삼가도록 한다. 또한 양쪽을 동시에 자극하지 않도록 한다.

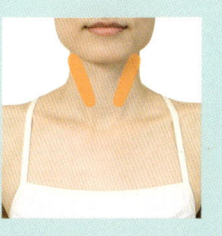

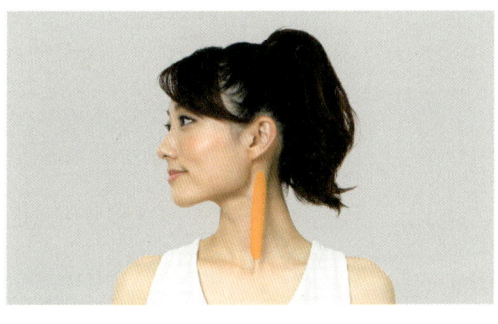

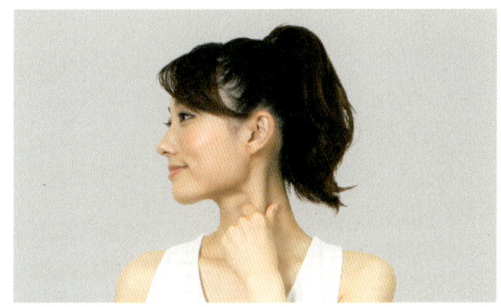

1 목을 옆으로 돌려 흉쇄유돌근을 찾는다. 엄지손가락과 집게손가락으로 흉쇄유돌근을 잡는다. 어깨 결림이 고통스러운 사람은 매우 팽팽한 상태일 것이다.

2 안쪽 깊숙이 위치한 근육을 잡는다는 느낌으로, 엄지손가락과 집게손가락으로 흉쇄유돌근을 잡는다. 3초간 힘을 주었다가 1초 쉬기를 5~10회 반복한다.

어깨뼈 지압

움직이기만 해서는 풀기 어려운 어깨 근육의 뭉침을 직접 문질러 풀어주면 어깨의 움직임이 편해진다.

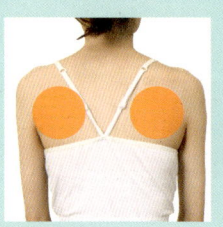

● 경혈점 찾기

'위쪽'과 '아래쪽'으로 나누어 지압한다. '위쪽'은 어깨뼈 위에 해당하는 곳이며, '아래쪽'은 겨드랑이 쪽의 가장자리를 가리킨다. 찾기 어려울 경우 가족이나 친구에게 부탁하여 손으로 어깨뼈 위치를 짚어보게 하면 좀 더 이해가 쉬울 것이다.

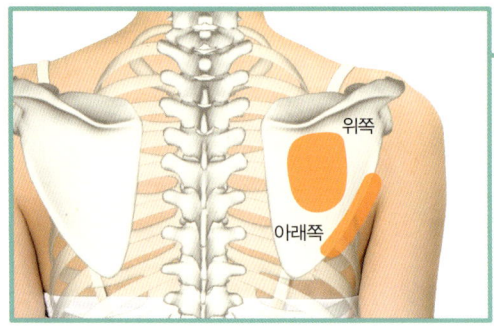

위쪽

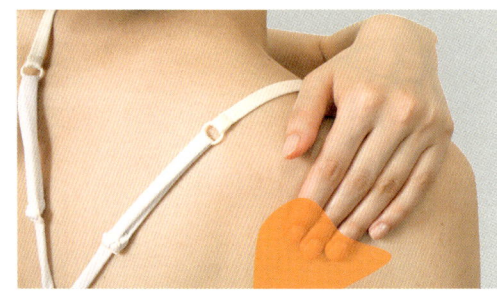

1 어깨뼈 위에 반대쪽 손을 댄다.

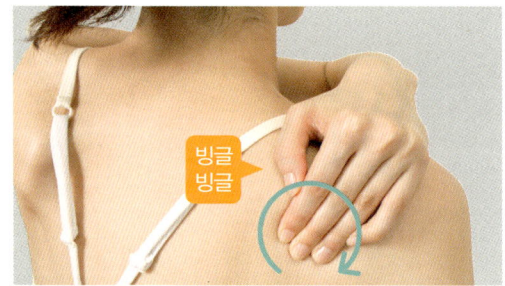

2 둥글게 원을 그리듯이 문질러 풀어준다.

아래쪽

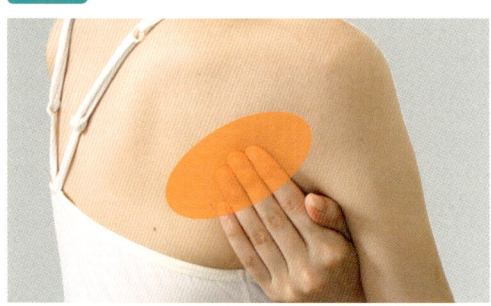

1 겨드랑이 밑으로 손을 넣어 어깨뼈 바깥 라인에 손가락 끝을 댄다.

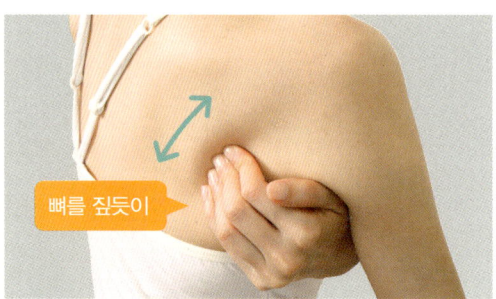

2 뼈를 짚듯이 손을 조금씩 움직이며 단단한 곳을 풀어준다.

수삼리혈 지압

어깨 결림뿐 아니라 목의 긴장이나 위의 상태를 조절하는 효과도 있다.

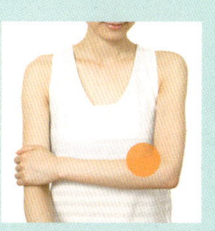

● 경혈점 찾기

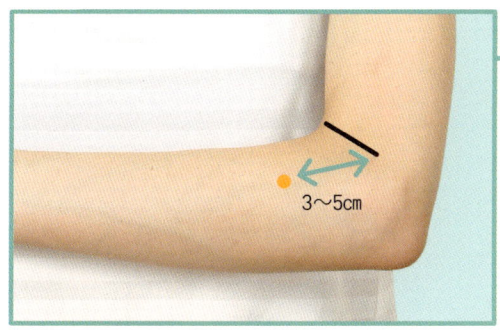

팔꿈치를 구부렸을 때 생기는 주름에서 손목 쪽으로 3~5cm 정도 떨어진 곳에 약간 솟아오르는 부분이 수삼리(手三里)혈이다.
대장과 관련이 있는 경혈이므로 과식을 하면 단단하게 부풀거나 눌렀을 때 아플 수 있다.

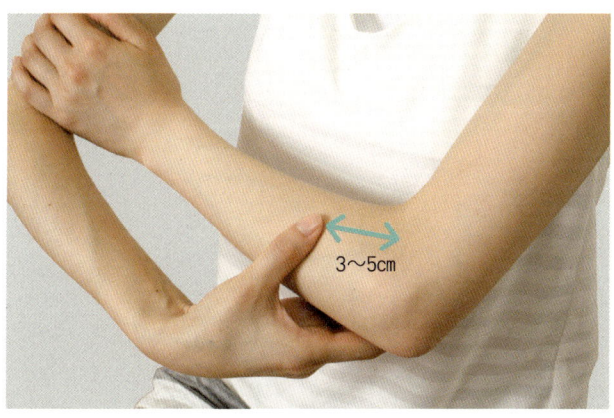
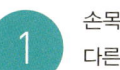

1 손목을 구부려 엄지손가락을 경혈에 대고 다른 손가락으로 팔을 잡는다.

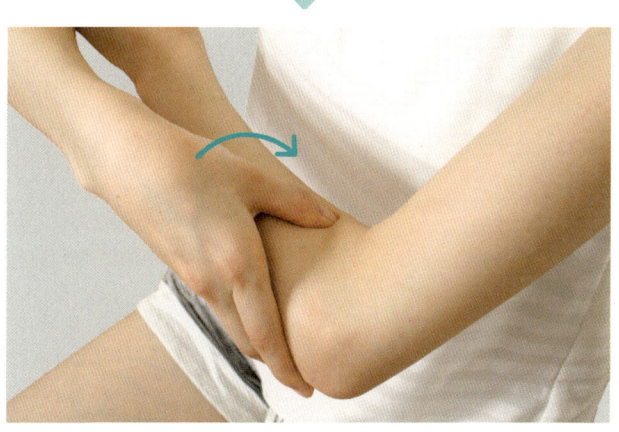

2 손가락의 힘은 그대로 유지하면서 손목을 자신의 가슴 쪽으로 당기며 압력을 가한다. 3초간 압력을 가했다가 원래대로 돌아오기를 5~10회 정도 반복한다.

> **어깨 결림에 효과적인 다른 방법**
> 빗장뼈 아래 지압 → 99쪽
> 뒷머리 지압 → 118쪽

어깨 통증

등뼈와 관련이 깊으며 어깨뼈의 유연성 저하가 원인이다.
갈비뼈가 잘 움직이지 않아 팔의 움직임이 제한되면 어깨에 부담이 가해져 통증으로 이어진다.

 ## 겨드랑이 아래 지압

겨드랑이 아래 움푹 들어간 곳에 있는 근육을 자극하면
어깨와 어깨뼈의 위치가 교정된다.

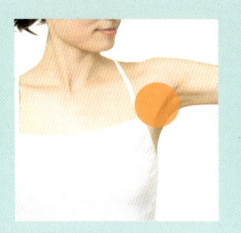

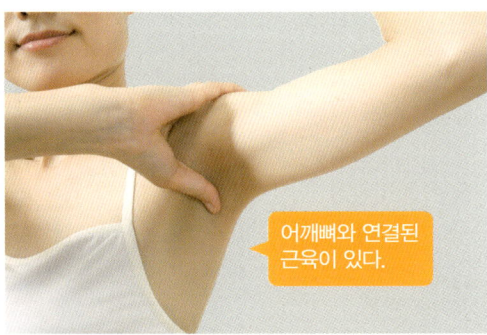

어깨뼈와 연결된
근육이 있다.

1 엄지손가락을 겨드랑이 아래 움푹 들어간 곳에 대고 다른 네 손가락으로 어깨를 잡는다.

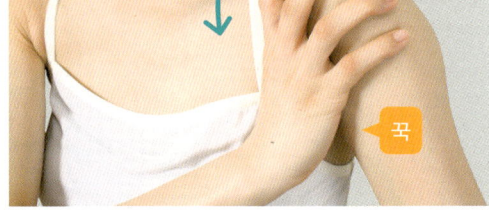

꾹

2 어깨를 잡은 압력은 그대로 유지하며 손목을 겨드랑이 쪽으로 당기며 압력을 가한다. 어깨 안쪽으로 찌릿하게 전해지는 느낌이 들면 성공이다.

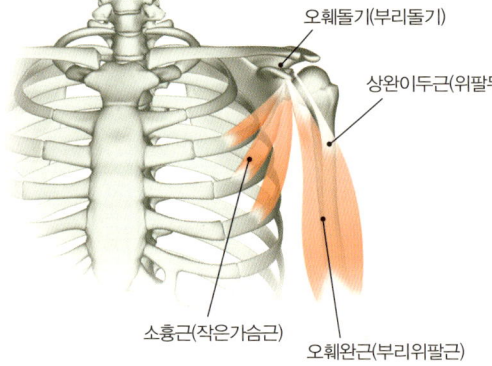

오훼돌기(부리돌기)
상완이두근(위팔두갈래근)
소흉근(작은가슴근)
오훼완근(부리위팔근)

> **POINT**
> 이 지압은 어깨뼈와 팔을 연결하는 오훼돌기와 상완이두근을 자극할 수 있다. 이 근육들을 풀어주면 어깨와 어깨뼈가 본래 위치로 돌아오므로 자세도 바르게 할 수 있다. 덧붙이자면 어깨뼈 앞에 있는 오훼돌기는 갈비뼈에 붙어 있는 소흉근과도 연결되어 있다.

빗장뼈 아래 지압

대흉근, 소흉근, 쇄골하근(빗장밑근)을 풀어주면
호흡도 편해지고 어깨의 통증도 완화된다.

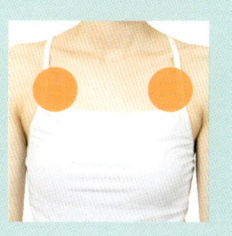

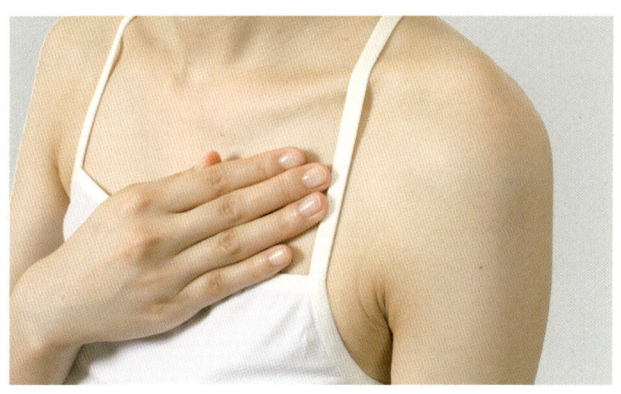

1 빗장뼈 아래 조금 솟아 있는 곳에 손을 댄다.

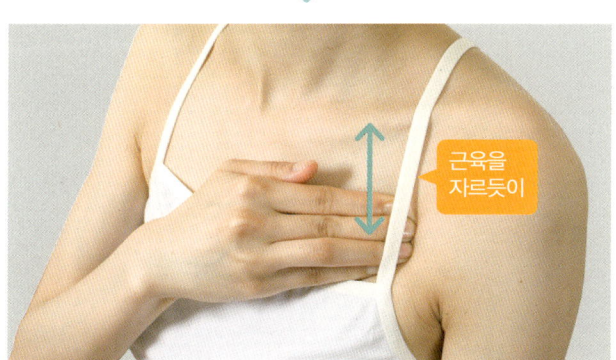

근육을 자르듯이

2 상하로 근육을 자르듯이 압력을 가하거나 원을 그리듯 문질러 풀어준다. 단단하게 굳어 있는 부분을 문질러주는 것이 좋다. 갈비뼈가 있으므로 지나치게 힘이 들어가지 않도록 주의하자.

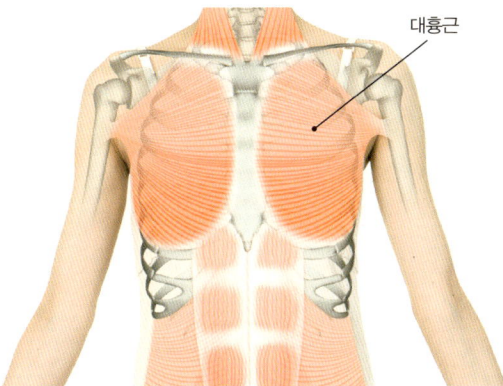

대흉근

POINT
스트레스를 받으면 쉽게 경직되는 부위. 흉부의 긴장을 풀어주면 자연스럽게 호흡이 편해진다. 위의 기능도 개선되므로 공복감이 느껴질 수 있으며, 어깨뼈의 위치도 교정할 수 있다. 양쪽의 느낌을 비교하면서 지압하는 것이 좋다.

어깨 통증에 효과적인 다른 방법
어깨뼈 지압 → 96쪽

두통

두통에는 긴장형 두통, 편두통, 군발두통이 있다.
여기서는 스트레스나 자세 불량, 만성 피로로 인한 긴장형 두통을 개선해보자.

목덜미 주무르기

근육이 많은 뒷목 부위를 풀어주면 두통을 완화할 수 있다.

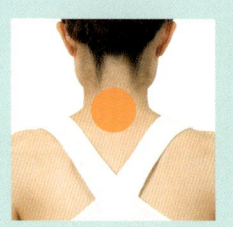

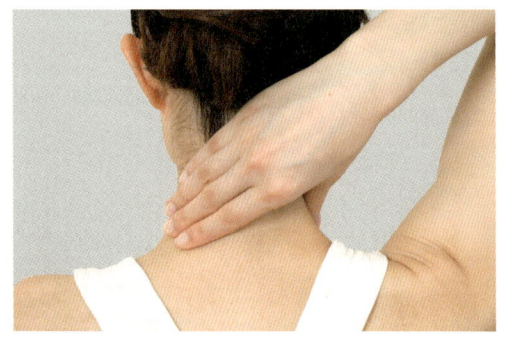

1 뒷목에 손을 댄다.

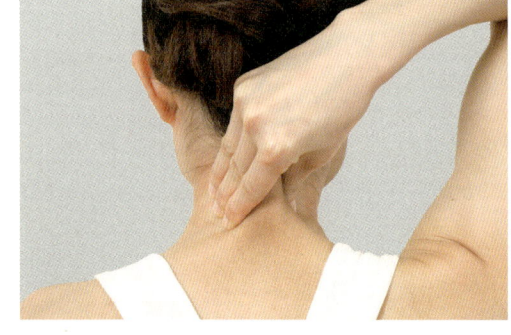

2 피부를 깊숙이 잡아 주무른다. 경직된 것이 풀어질 때까지 계속한다. 통증이 심하거나 단단한 부분이 있으면 노폐물이 쌓였을 수 있다.

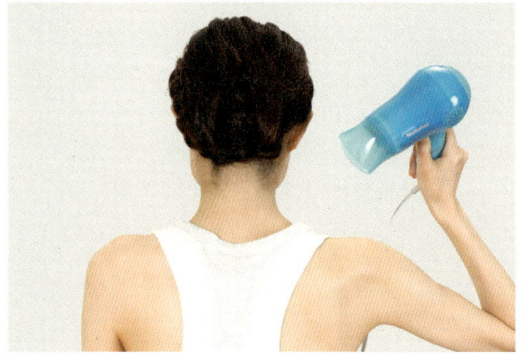

손이 잘 닿지 않는 목이나 등은 드라이어로 열을 가하는 것도 좋다. 근육뿐 아니라 경혈을 따뜻하게 할 수 있어 효과가 뛰어나다 (경혈은 143~145쪽 참조). 가까운 거리에서 뜨거운 바람을 계속 쐬면 화상을 입을 수 있으므로 50㎝ 정도 거리를 둬야 한다.

팔이 무겁고 저림

머리를 지탱하는 사각근과 어깨뼈 주변이 긴장해 팔이 무겁고 저릴 때 효과적이다.
컴퓨터나 스마트폰을 지나치게 사용하면 팔이 피로해지기 쉽다.

 사각근 지압

목뼈와 1번, 2번 갈비뼈를 연결하는 사각근.
이 부위의 지나친 긴장은 자세와 호흡에 나쁜 영향을 미친다.

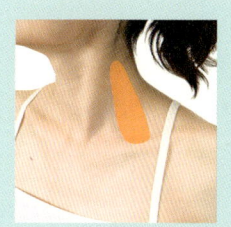

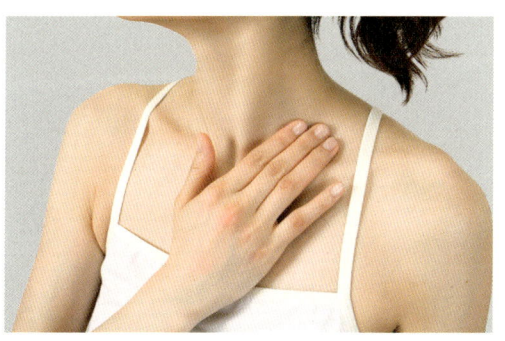

1 빗장뼈(쇄골) 위 오목하게 들어간 곳으로, 흉쇄유돌근의 바깥쪽에 손가락을 대고 팔을 들어 올려 근육을 확인한다. 이 단계에서 통증이 있다면 중단해야 한다.

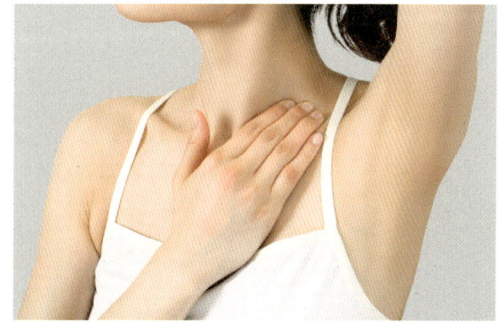

2 팔을 올린 채 5~10초, 지속적으로 가볍게 압력을 가한다. 기분이 나쁜 사람은 중단한다.

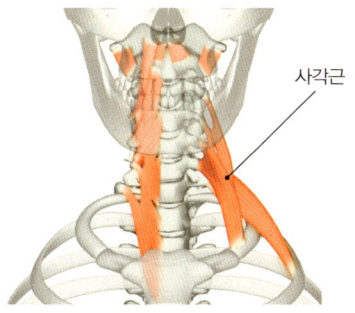

사각근

POINT
현대인은 컴퓨터와 스마트폰 이용 증가로, 사각근이 쉽게 긴장한다. 단, 팔 저림은 등뼈 질환(148쪽 참조)이 원인일 수도 있으므로 증상이 오래 지속되면 의료 기관을 찾는 것이 바람직하다.

팔이 무겁고 저린 증상에 효과적인 다른 방법
어깨뼈 지압 → 96쪽 | 빗장뼈 아래 지압 → 99쪽

가슴등뼈와 관련된 증상

가슴등뼈의 유연성 저하는 자율신경계의 이상으로 이어진다

1장에서 설명했듯이 등뼈와 내장 기관은 신경으로 이어져 있다. 특히 가슴등뼈는 자율신경과 깊은 관계가 있어 잘 움직이지 않을 경우 심리와 내장 기관의 문제로 이어진다.

반대로 내장 기능이 떨어지면 신경을 통해 등뼈 주변과 갈비뼈에 붙어 있는 근육도 긴장한다. 그러면 이들 근육이 등뼈를 팽팽하게 잡아당겨 자연스럽게 움직일 수 없게 되고 결국에는 복부 팽만감 및 위통(증상①) 등이 발생한다. 심리 문제가 등뼈에 나쁜 영향을 미치기도 한다.

또한 가슴등뼈에 분포하는 교감신경은 손가락 끝이나 발가락 끝 등 말단 혈관과 관련이 있다. 그렇기 때문에 가슴등뼈의 변형이나 유연성의 저하가 혈류를 떨어뜨려 냉증(증상②)이 나타나기도 한다. 나아가 가슴등뼈 상부 옆에는 눈과 귀, 코, 목 등이 있는 기도 부위와 관련이 깊은 자율신경절이 있어 비염 등 알레르기(증상②)를 악화시키는 원인이 되기도 한다.

그리고 가슴등뼈는 자세와 깊은 연관성이 있다. 가슴등뼈가 잘 움직이지 않으면 가슴이 펴지지 않고 자세가 앞으로 기운다. 이런 구부정한 자세는 자연히 사람의 기분까지 우울하게 만들고(증상③), 내장을 압박하여 기능이 점차 떨어지도록 만든다. 호흡이 얕아지므로 대사도 떨어지고 노폐물이 쉽게 쌓인다. 이런 악순환을 끊으려면 가슴등뼈와 주변의 근육을 풀어주어 유연하고 움직이기 쉬운 상태를 만드는 것이 가장 좋은 방법이다.

증상 1 위의 기능 저하

- 복부 팽만감, 식욕부진 → 104쪽
- 위통 → 107쪽

원인 : 가슴등뼈의 긴장

위의 기능이 떨어지면 가슴등뼈의 중간 부분과 아랫부분 사이가 긴장한다. 이 부위는 다리 근육과 관계가 있으며 위의 경혈도 많은 곳이므로 이곳을 풀어주면 개선을 기대할 수 있다.

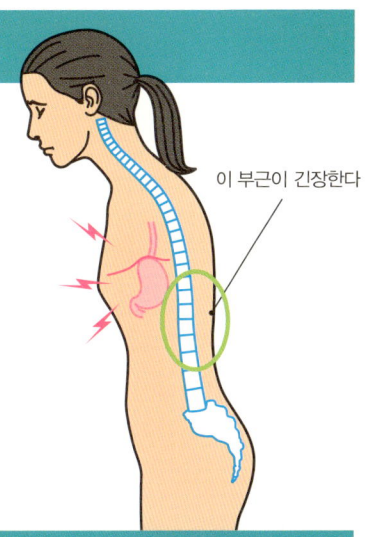

이 부근이 긴장한다

증상 2 기침, 냉증, 알레르기 증상

- 기침 → 110쪽
- 냉증 → 112쪽
- 알레르기 증상 → 114쪽

원인 : 가슴등뼈 윗부분의 위축

가슴등뼈 윗부분의 바로 옆에는 목, 코와 관련된 신경을 이어주는 곳이 있기 때문에 가슴등뼈의 변형(틀어짐)이나 유연성의 저하는 알레르기 증상이나 기침을 악화시키기도 한다. 또한 말초 혈액과 관련된 교감신경도 분포하기 때문에 수족 냉증과도 관련이 있다.

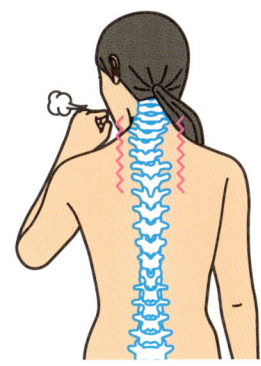

증상 3 우울감

- 우울감 → 108쪽

원인 : 고양이등

어깨가 굽고 가슴이 위축된 자세를 하면 자연히 기분도 우울해진다. 가슴과 어깨를 펴고 자세를 바르게 하면 기분이 밝아진다. 소화 기능도 좋아진다.

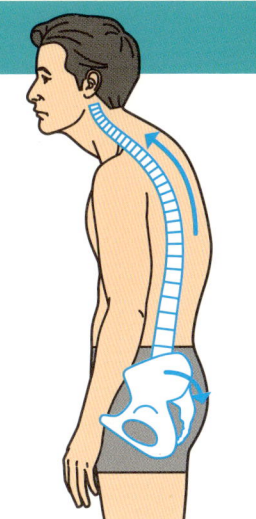

복부 팽만감, 식욕부진

위의 기능이 떨어지면 등이 긴장하여 신경과 이어진 가슴등뼈 주변에도 나쁜 영향을 미친다.
식사 시간이나 섭취하는 음식에 따라 어깨 결림, 등과 허리의 통증이 발생할 수 있다.

 족삼리혈 지압

위의 기능 저하와 체력 감소, 피로에 효과가 있다.

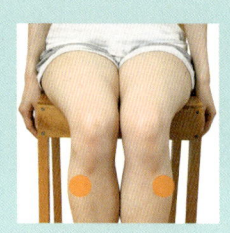

● **경혈점 찾기**

무릎뼈 밑의 바깥쪽으로 움푹 들어간 곳에서 네 손가락 너비만큼 내려간 부분이 족삼리(足三里)혈이다. 조금만 압력을 가해도 아플 때는 소화불량이거나 위가 부담을 느끼는 상태이다.

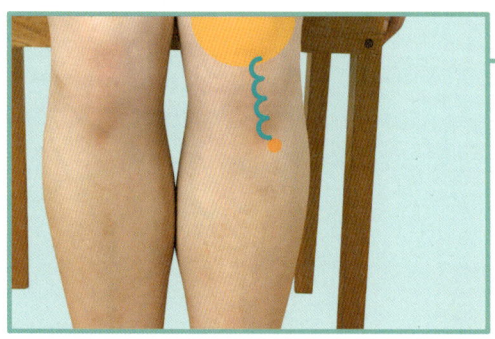

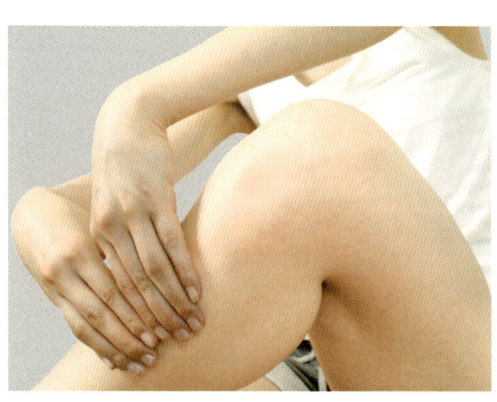

① 경혈에 네 손가락을 댄다.

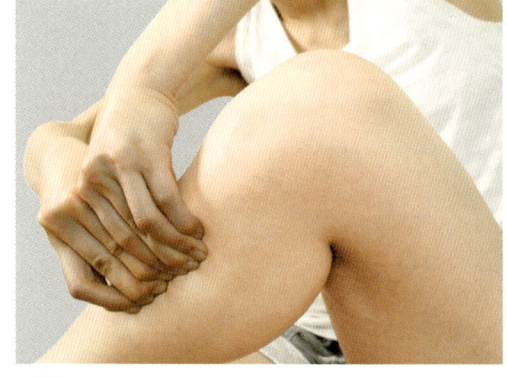

② 손목을 몸 쪽으로 당기며 압력을 가한다. 3초간 압력을 가하고 1초 쉬기를 5~10회 반복한다.

위유혈·위창혈 지압

이름 그대로 위의 여러 증상에 효과가 있는 경혈이다.
의자나 벽에 기대기만 해도 자극할 수 있다.

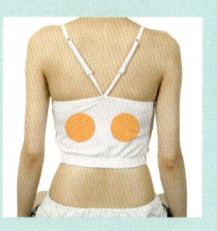

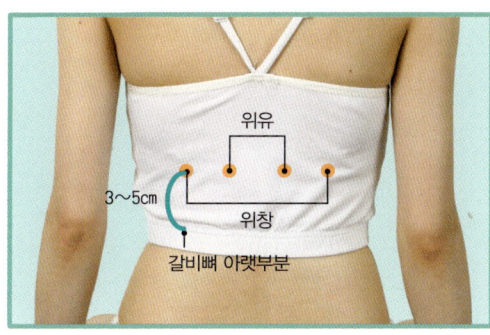

● **경혈점 찾기**

등의 갈비뼈 아랫부분에서 3~5cm 위, 등뼈의 한가운데에서 엄지손가락 한 마디 반 바깥쪽에 있는 것이 위유(胃俞)혈이고, 여기서 다시 엄지손가락 한 마디 반 바깥쪽에 있는 것이 위창(胃倉)혈이다. 어느 정도 압력을 가하면 복부까지 울리거나 위의 움직임, 공복감 등을 느낄 수 있다.

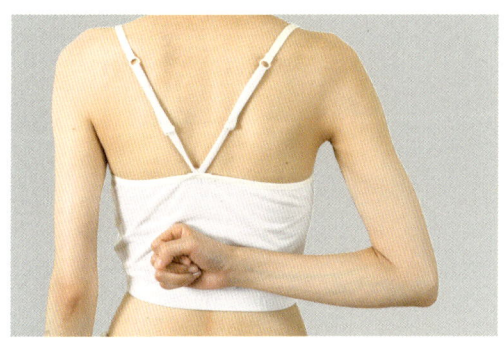

1 경혈에 주먹을 댄다.

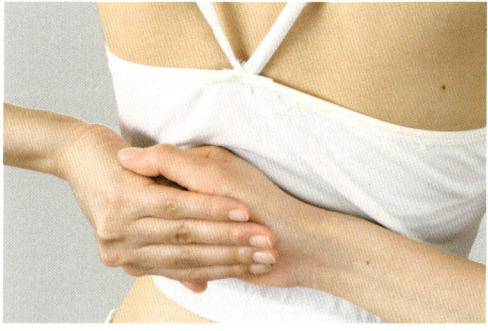

2 주먹 위에 반대쪽 손을 얹는다.

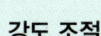

강도 조절
발을 올리면 경혈에 가해지는 힘의 강도를 조절할 수 있다.

주의!
류머티즘 같은 질환으로 손에 변형이 생긴 사람, 골밀도가 낮은 사람은 하지 않는 편이 바람직하다. 또한 조금만 힘을 가해도 통증이 있으면 중지해야 한다.

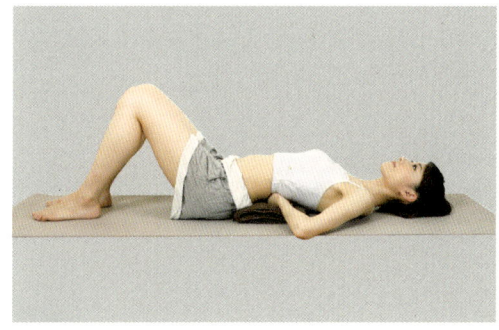

3 천장을 보고 누워 손이 아프지 않을 정도로 60~90초 압력을 가한다.

아래팔 지압

팔에는 상복부와 연결된 경락이 지나므로 팽만감과 식욕부진에도 효과적이다.

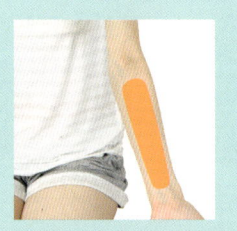

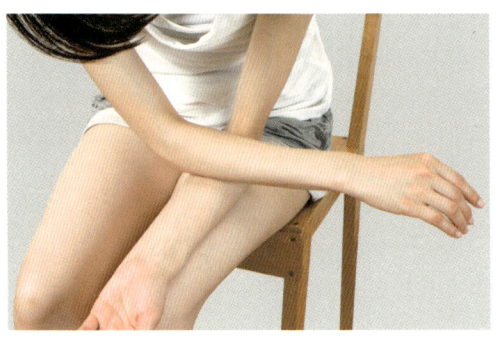

1 의자에 앉아 아래팔을 허벅지에 얹고 반대쪽 팔꿈치를 아래팔 안쪽에 댄다. 아래에 놓인 팔에서 가장 볼록한 부분을 누른다.

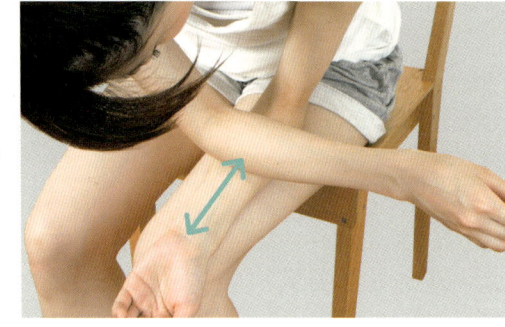

2 위에 놓은 팔을 앞뒤로 움직여 지압한다. 또는 내리누르며 3초간 압력을 가하고 조금 쉬기를 여러 차례 반복한다. 네 손가락으로 문질러도 좋다.

아래팔 스트레칭

자세가 나빠지면 쉽게 경직되는 근육. 이곳을 풀어주면 머리도 올바른 위치를 찾는다.

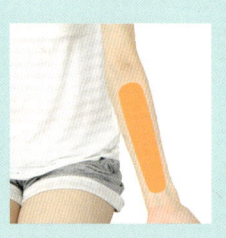

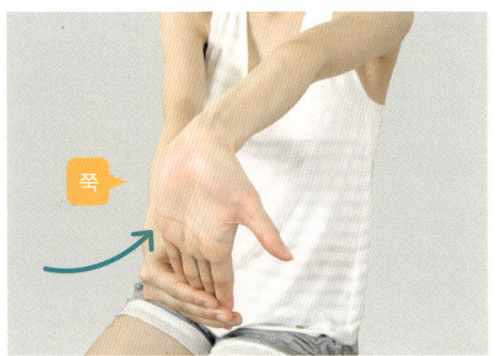

손바닥을 바깥쪽으로 젖힌 상태에서 팔을 뻗고 반대쪽 손으로 뻗은 팔의 손가락 끝을 잡는다. 손가락 끝을 몸 쪽으로 당겨 아래팔을 늘려준다.

> 복부 팽만감, 식욕부진에 효과적인 다른 방법
> 중완혈 지압 → 109쪽

위통

위는 등뼈와 신경으로 연결되어 있기 때문에 위가 자주 아픈 사람은 대부분 등이 긴장되어 있다. 위의 이상을 조절하여 등뼈의 상태도 개선해 나가자.

기문혈, 양문혈 지압

과식이나 만성 통증에 효과가 있다.
경혈 주변을 자극하여 내장부터 등뼈까지 건강하게 하자.

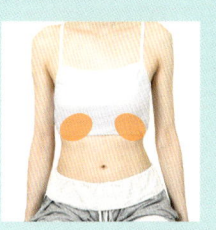

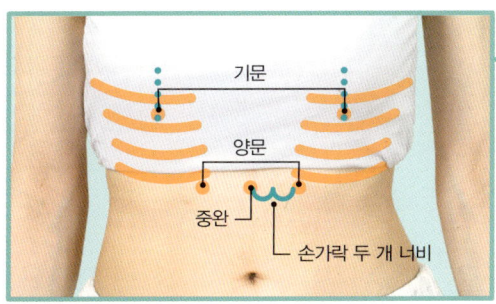

● 경혈점 찾기

가슴에서 갈비뼈 2개 정도 아래에 있는 갈비뼈 6번, 7번 사이에 위치한 지점이 기문(期門)혈이다. 중완혈(109쪽 참조)에서 바깥쪽으로 손가락 두 개 너비만큼 바깥쪽에 있는 지점이 양문(梁門)혈이다.

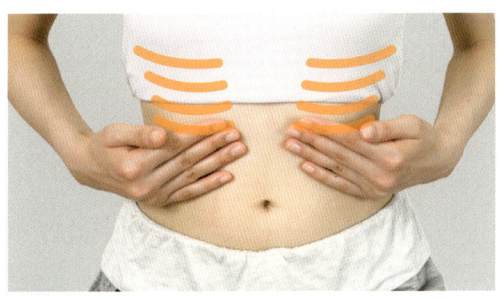

1 갈비뼈 아랫부분에 손을 댄다.

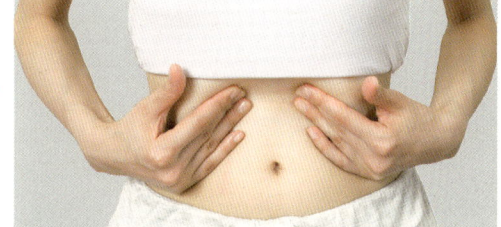

2 기문혈에서 양문혈까지 손가락으로 잡듯이 문질러 풀어준다.

> **위통에 효과적인 다른 방법**
> 위유혈, 위창혈 지압 → 105쪽 | 무릎 위 지압 → 124쪽

우울감

기분이 우울할 때, 동양의학에서는 위의 기능이 떨어진 것으로 본다.
구부정한 자세는 우울감과 내장 기능 저하를 유발한다.

 태충혈 지압

해독 작용을 하는 간의 경혈을 자극한다.
대사를 향상시키고 기분을 상쾌하게 만든다.

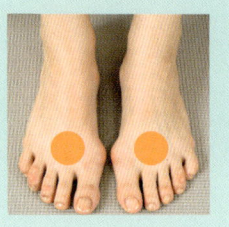

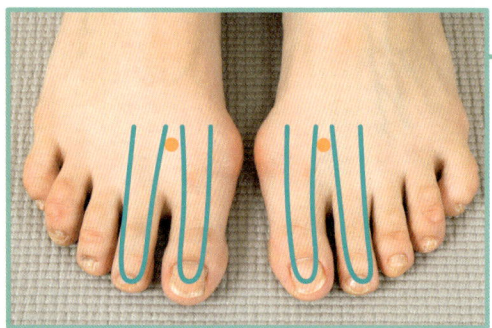

● **경혈점 찾기**

엄지발가락과 둘째발가락의 뼈 사이에 벌어진 틈이 끝나는 지점이 태충(太衝)혈이다.

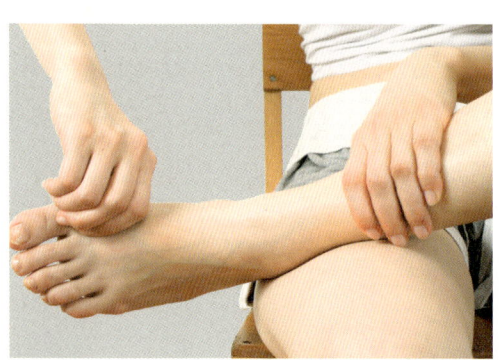

1 태충혈을 엄지손가락과 집게손가락으로 꼬집듯이 잡는다.

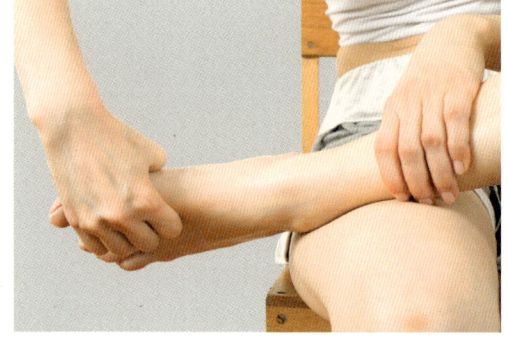

2 손가락의 힘을 그대로 유지하며 손목을 자신의 가슴 쪽으로 당기며 압력을 가한다. 3초 누르고 1초 쉬기를 5~10회 반복한다.

중완혈 지압

소화기계 증상에 효과적이다.
소화 기능을 높이면 자세가 개선되고 우울한 기분이 해소된다.

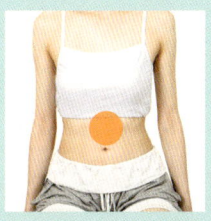

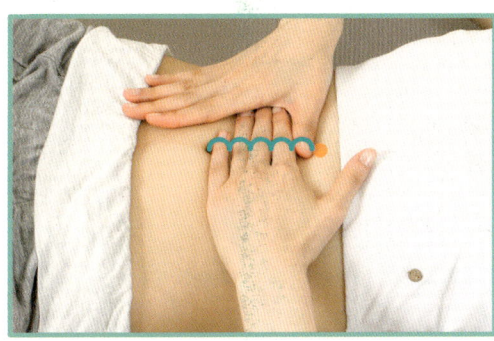

● **경혈점 찾기**

중완(中脘)혈은 배꼽에서 손가락 다섯 개 너비만큼 위쪽에 있는 지점이다. 명치와 배꼽의 중간 부근. 위의 기능이 저하되거나 기분이 좋지 않고 식욕이 없을 때 이 부위가 단단하게 뭉친 느낌을 받기 쉽다.

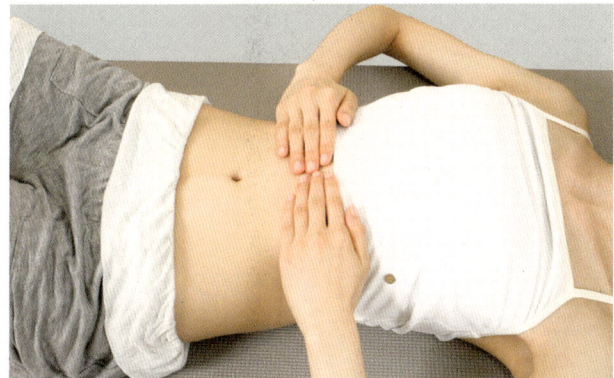

1 경혈에 네 손가락을 댄다.

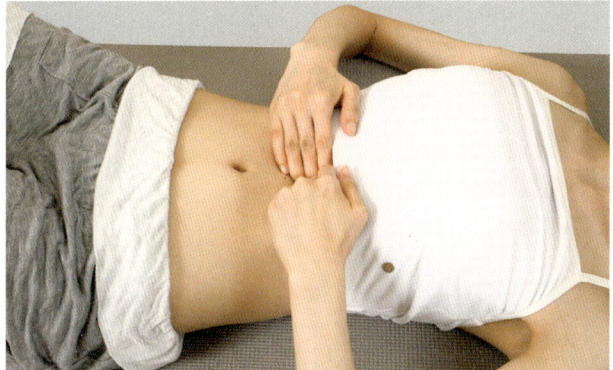

2 아래로 누르며 자연스럽게 10회 호흡한다.

> **우울한 기분에 효과적인 다른 방법**
> 합곡혈 지압 → 114쪽
> 뒷머리 지압 → 118쪽
> 종아리 지압 → 126쪽

기침

만성 기침은 가슴등뼈 주변을 경직시켜 알레르기나 스트레스성 기침을 더욱 조장한다.
호흡기에 효과적인 지압으로 증상을 개선하자.

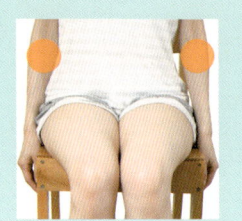

척택혈 지압

호흡기계에 효과적인 지압으로 폐의 기능을 활성화한다.
목에 수분을 공급하여 증상을 완화한다.

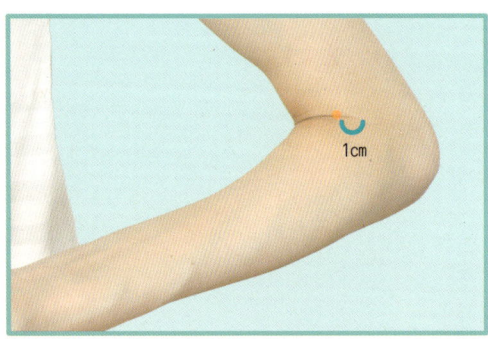

● **경혈점 찾기**

팔꿈치를 구부렸을 때 생기는 주름의 바깥쪽 끝에서 약 1cm 안쪽 부근이 척택(尺澤)혈이다. 기침을 많이 할 때 이 지점을 누르면 통증을 느낄 수 있다.

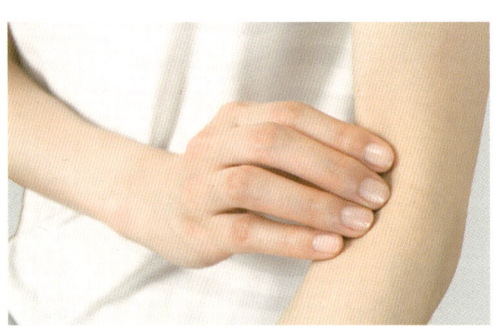

1 팔꿈치 안쪽에 집게손가락, 가운데손가락, 약손가락의 세 손가락을 댄다.

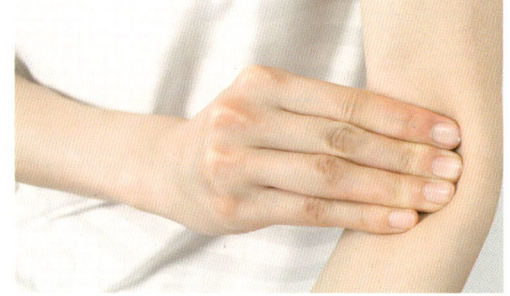

2 숨을 내쉬면서 압력을 가한다. 다른 부위에 비해 통증을 강하게 느끼면 부드럽게 5~10초간 압력을 가했다 떼기를 3회 반복한다.

갈비뼈 사이 지압

갈비뼈 사이를 풀어주어 갈비뼈의 정상적인 움직임을 되찾고 호흡이 편해지도록 한다.

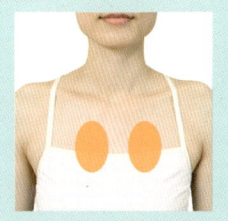

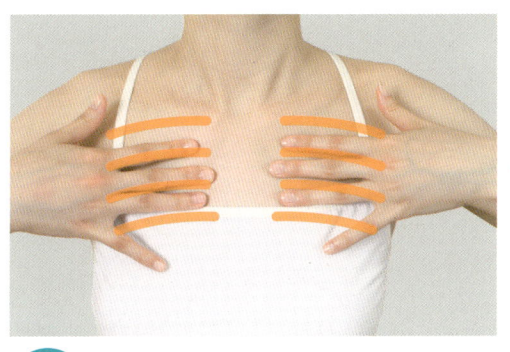

① 갈비뼈 1~4번 사이, 즉 몸의 중심에서 좌우로 2, 3㎝ 바깥쪽에 오목하게 들어간 부분을 찾아 손가락을 댄다.

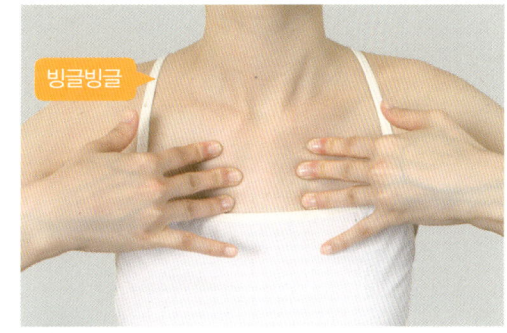

② 원을 그리듯 지압한다. 통증이 느껴지면 그 지점에 초점을 맞추어 30~60초 정도 가볍게 압력을 가한다.

등 주무르기

호흡기나 알레르기 증상과 관련이 깊은 가슴등뼈의 상부 경혈을 자극하여 증상을 개선한다.

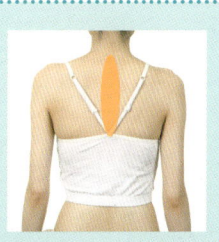

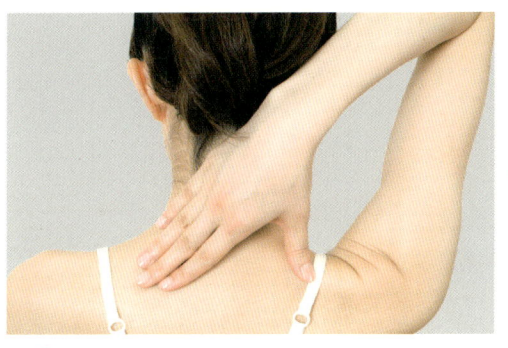

① 목 뒤로 팔을 뻗어 등에 손을 댄다.

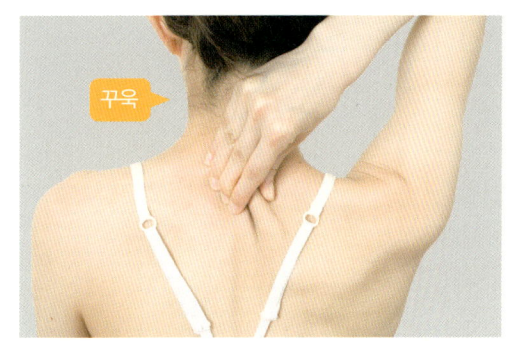

② 손가락으로 피부를 가능한 한 강하게 잡았다가 놓는 동작을 반복한다. 60초를 기준으로 하루 2~3회 실시한다.

냉증

가슴등뼈와 허리뼈에 분포하는 자율신경과 관련된 혈액순환의 저하는 수족 냉증으로 나타난다.
혈류 개선으로 면역력도 강화하자.

관원혈 지압

기력을 관장하는 경혈을 자극하여 냉증을 해소한다.

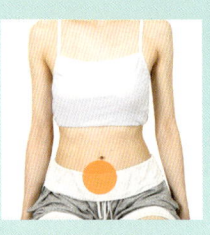

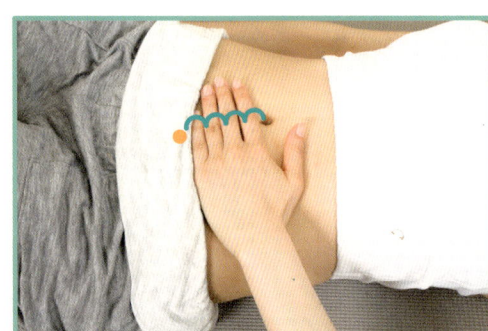

● **경혈점 찾기**

배꼽에서 손가락 네 개 너비만큼 아래 지점이 관원(關元)혈이다. 표면이 힘없이 꺼져 있는 사람은 기력이 약하다는 증거다. 찜질 팩 등으로 따뜻하게 해도 좋다. 혈관의 박동이 강하게 느껴지거나 통증이 심할 때는 중지하는 것이 좋다.

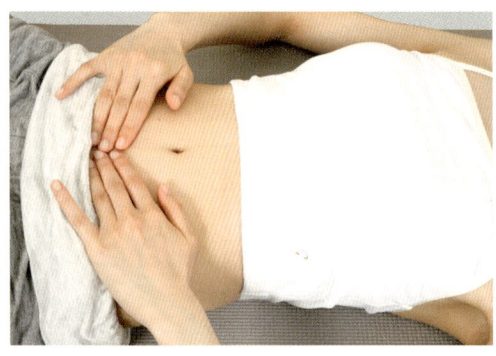

1 혈자리에 손가락 끝을 댄다.

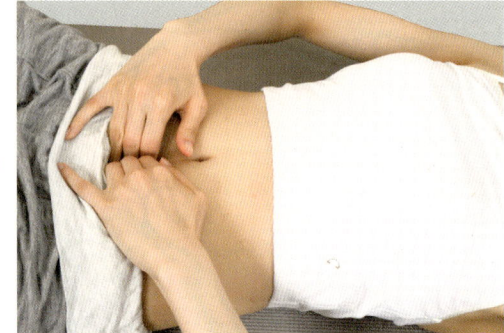

2 숨을 내쉬면서 부드럽게 손가락 끝으로 압력을 가한다. 그 상태에서 코로 자연스럽게 10회 호흡한다.

상상하며 손발 스트레칭

손발을 움직이면서 혈액이 체내를 순환하는 것을 상상하며 몸을 따뜻하게 한다.

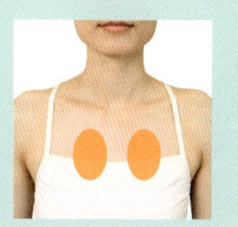

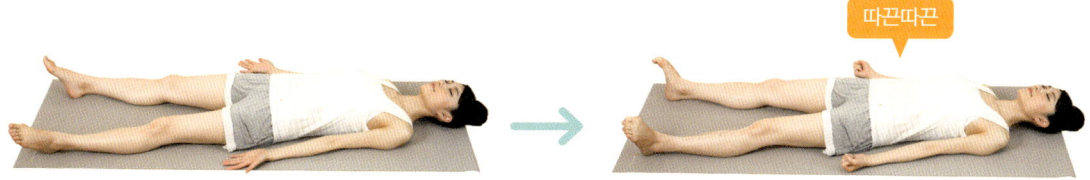

1. 두손 두발을 가볍고 벌리고 천장을 보며 눕는다.

2. 두손 두발을 강하게 쥐었다가 쫙 편다. 폈을 때, 혈액이 온몸을 도는 것을 상상한다. 손의 동작에 맞춰 발끝을 세우거나 내려도 좋다.

따끈따끈

상부 가슴등뼈 스트레칭

가슴등뼈의 유연성이 높아지면 호흡도 편해지고 몸이 따뜻해진다. 자세 교정 효과도 있다.

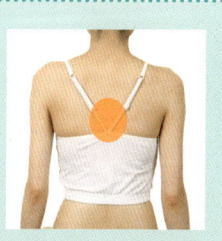

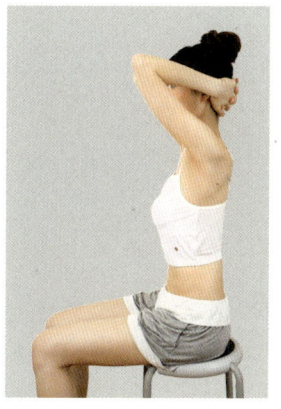

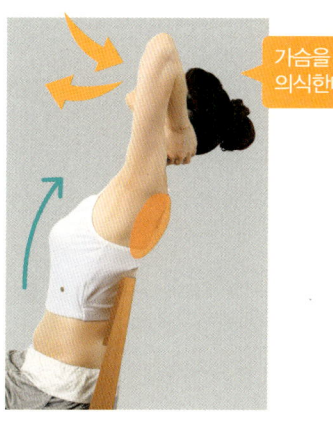

1. 의자에 앉아 머리 뒤에서 손을 깍지 낀다.

2. 숨을 들이마시면서 머리를 뒤로 젖히고 팔꿈치를 벌린다. 머리를 손으로 누르면서 머리로도 손을 밀어낸다. 숨을 내쉬면서 힘을 뺀다. 이것을 3~5회 반복한다.

가슴을 편다고 의식한다

알레르기 증상

꽃가루 알레르기나 비염 등 목과 코의 불쾌한 증상은 상부 가슴등뼈의 문제가 관련되어 있다.
특히 '성인이 되고 나서 갑자기 증상이 생겼다'는 사람에게 효과적이다.

 합곡혈 지압

합곡(合谷)은 '얼굴에 나타나는 여러 증상의 만능 경혈점'이라 하며 콧물과 코막힘 등의 알레르기 증상에도 효과가 있다.

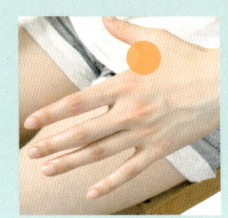

● **경혈점 찾기**

엄지손가락과 집게손가락의 뼈 사이에 벌어진 틈이 끝나는 지점.

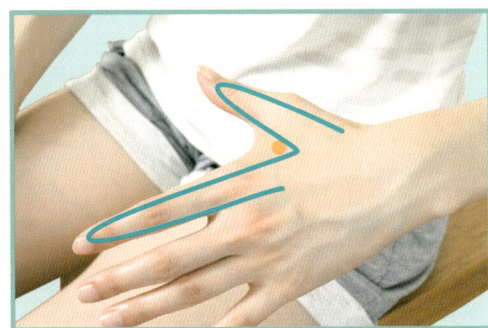

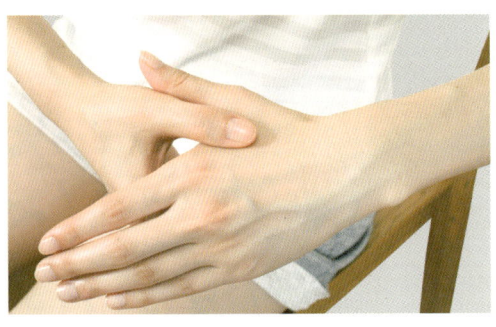

1 반대쪽 엄지손가락을 경혈점에 댄다.

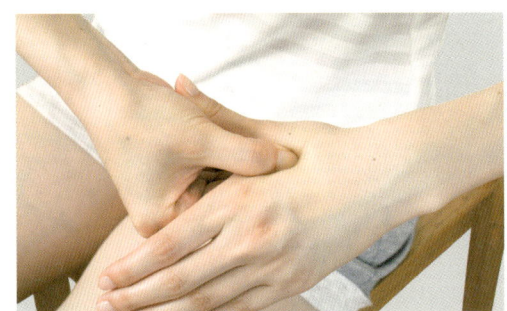

2 10~30초 동안 누른다. 아래쪽 손가락으로 받쳐주면 엄지손가락에 힘을 주기 쉬워진다. 둥글게 원을 그리듯이 자극해도 좋다.

곡지혈 지압

소화기계 증상에 효과적이다.
소화 기능을 높이면 자세가 개선되고 우울한 기분이 해소된다.

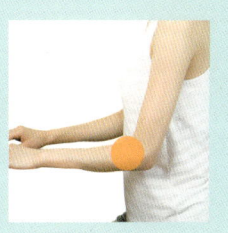

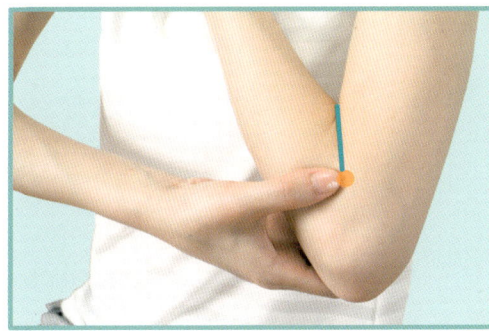

● **경혈점 찾기**

곡지(曲池)혈은 팔꿈치를 구부렸을 때 생기는 주름의 끝 지점과 뼈 사이에 오목하게 들어간 곳이다. 대부분 여기를 누르면 강한 통증을 느끼므로 너무 세게 누르지 않도록 하자.

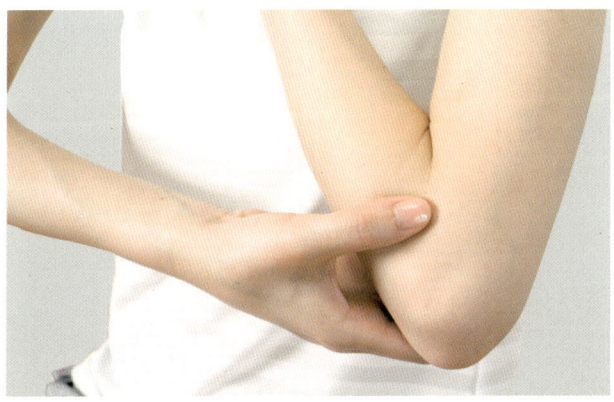

1 혈자리에 엄지손가락을 댄다.

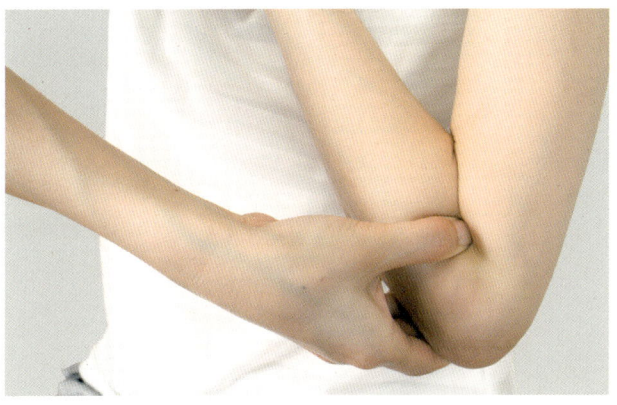

2 엄지손가락으로 힘을 주어 누른다. 3초 눌렀다 3초 쉬기를 3회 반복한다.

> **알레르기 증상에 효과적인 다른 방법**
> 등 주무르기 → 111쪽
> 뒷머리 지압 → 118쪽

허리뼈, 엉치뼈와 관련된 증상

엉덩이와 허벅지의 근육이 원인

허리뼈, 엉치뼈와 관련된 신체 이상이라고 하면 역시 허리 통증(증상①)을 들 수 있다. 과거에는 추간판이 눌리는 것처럼 변형으로 발생한다고 했는데 최근에는 다른 의견이 나오고 있다. 즉, 전문가 등의 소견으로 확실히 알 수 없는 만성적인 허리 통증의 주요 원인은 심리 문제나 내장 기관의 이상, 나아가서는 자세 불량이나 잘못된 동작에서 비롯된 엉덩이 근육(둔근)의 긴장이라고 한다.

허리는 상체를 지탱하는 중요 부위이지만 가슴등뼈와 달리 갈비뼈와 연결되어 있지 않은 만큼 불안정하다. 그렇기 때문에 주변의 근육이 지지해줘야 한다. 반대로 주변 근육이 굳어 있으면 허리뼈에 부담이 집중되어 통증이 발생한다.

또한 사무실에서 업무를 볼 때처럼 나쁜 자세 그대로 계속 앉아 있는 생활을 지속하면 엉덩이 근육을 비롯한 허벅지 등 하반신의 근육이 경직되어 골반을 변형시킨다. 또한 무릎을 안정시키는 대퇴부의 근육이 경직되면 무릎 통증(증상②)이 생기고, 허리뼈와 골반을 잇는 장요근이나 골반과 고관절을 잇는 둔근군 등이 굳으면 다리가 무거워지거나 서혜부 통증(증상③)이 야기된다. 무엇보다도 과거의 부상이나 타고난 골격이 원인이 되기도 한다. 그리고 하반신의 근육이 굳어 허리를 지탱할 수 없게 되면 허리뼈나 골반이 틀어져 골반 안쪽 장의 기능이 저하되고, 결국 변비나 치질(증상④)이 악화된다.

증상1 허리 통증

- 허리 통증 → 118쪽

원인 : 둔근의 경화

허리를 앞으로 내밀고 의자에 얕게 앉으면 골반이 뒤로 기울어진다. 이 자세는 햄스트링을 경직시키고 짧게 만들어 추간판이 받는 부담이 크다. 자세를 안정시키기 위해 엉덩이(둔근)와 허리의 근육이 혹사당하여 허리 통증이 발생한다.

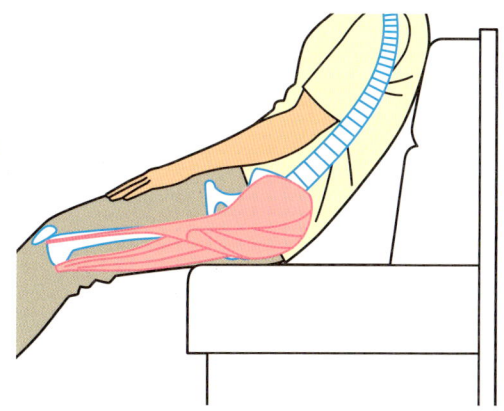

증상2 무릎 통증

- 무릎 통증 → 124쪽

원인 : 대퇴사두근의 경화

대퇴사두근 같은 고관절 주변의 근육이 경직되면 다리 뒤틀림이 발생한다. 선 자세, 보행 자세에서 무릎에 부담이 가해져 통증의 원인이 되기도 한다. 발목 부상을 방치하는 것도 무릎에 영향을 미친다.

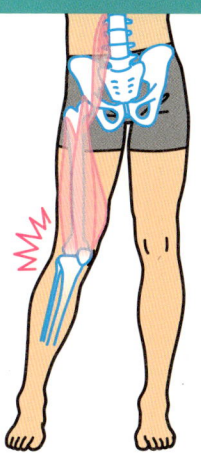

증상3 다리 통증

- 서혜부 통증 → 123쪽
- 다리가 무겁고 저림 → 126쪽

원인 : 장요근의 경화

장요근의 경화가 통증의 원인이다. 고관절과 발목의 위치가 나쁜 경우에도 주의가 필요하다.

증상4 변비와 치질

- 변비 → 128쪽
- 치질 → 130쪽

원인 : 허리뼈, 골반의 변형

허리뼈와 골반의 변형은 장의 기능에 영향을 주므로 혈류가 나빠질 수 있다. 앉는 자세가 불량하거나 운동이 부족해도 나쁜 영향을 미친다.

허리 통증

허리 통증은 허리뼈와 하반신 근육의 약화 및 내장 기관 이상이 주요 원인이다. 지압과 동시에 등뼈 바로 세우기 운동과 몸통 운동을 하면 한층 더 효과적이다.

 뒷머리 지압

뒤통수밑근육(후두하근)을 문지르면 등 근육이 풀려 등뼈의 부담이 줄고 허리 통증 개선에 효과가 있다.

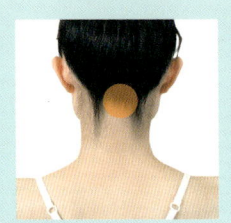

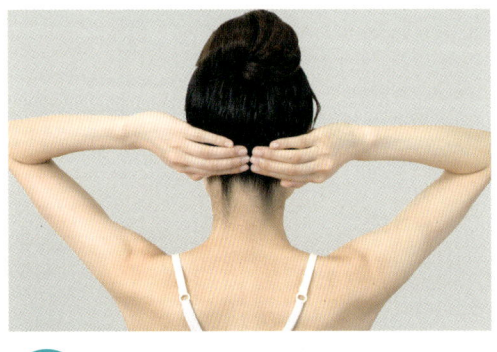

① 뒷머리의 오목하게 들어간 곳을 따라 양 손가락을 대고 양쪽으로 솟아오른 근육을 느낀다.

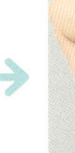

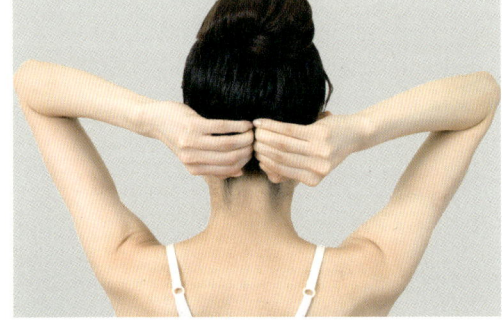

② 머리를 뒤로 젖혀 머리의 무게를 이용해 부드럽고 지속적으로 압력을 가한다.

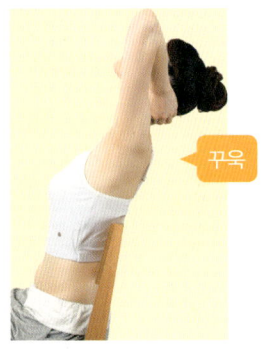

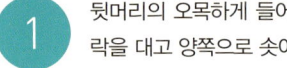 꾸욱

등과 연결되는 근육이 시작되는 지점이므로 이곳이 긴장되면 자세도 나빠지고 허리 통증을 유발한다. 의자의 등받이를 이용하면 쉽게 지압할 수 있다. 천장을 보고 누워 자극할 수도 있다.

엉치뼈 교정

엉치뼈의 변형도 허리 통증을 일으키는 원인이다.
섬세한 부위이므로 너무 강하게 자극하지 않는다.

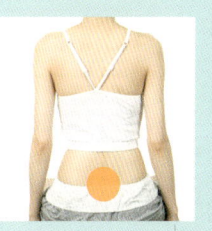

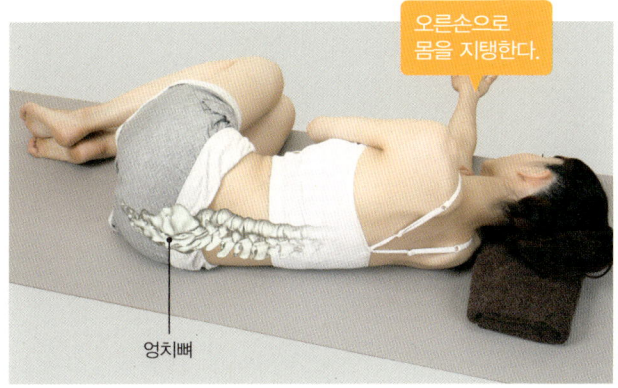

오른손으로 몸을 지탱한다.

엉치뼈

1 몸 한쪽이 아래로 향하게 하여 옆으로 눕는다. 머리 밑에 수건을 둥글게 말아 넣어 베개로 삼는다.

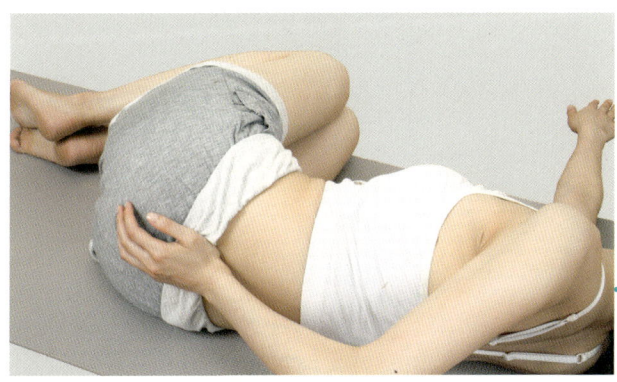

2 엉치뼈에 손목을 대고 아래위로 움직이며 지속적으로 압력을 가한다.

☐ **Check!**
허리 아랫부분의 통증이 해소되는 것이 느껴지는 사람은 과도한 허리 전만 상태이거나 엉치뼈의 유연성이 감소한 상태일 수 있다.

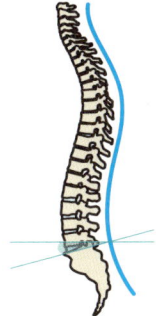
건강한 등뼈

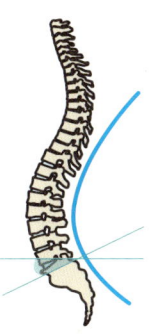
과도한 허리 전만 상태의 등뼈

POINT
엉치뼈는 허리뼈와 협력하여 몸의 균형을 잡는 부위다. 엉치뼈가 앞으로 기운 사람일수록 허리뼈와 만드는 곡선이 커져 과도한 허리 전만 상태가 된다.

발목, 발뒤꿈치 지압

동양의학에서는 발목이 허리와 연결되어 있다고 본다.
발목은 몸의 토대이므로 등뼈에 미치는 영향도 크다.

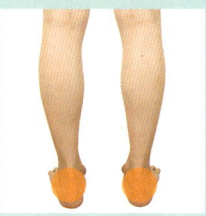

발목 지압

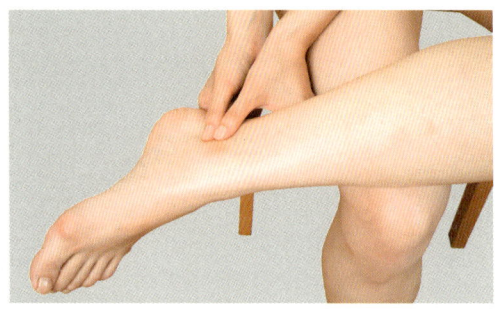

① 복사뼈 위에 양손의 엄지손가락을 댄다.

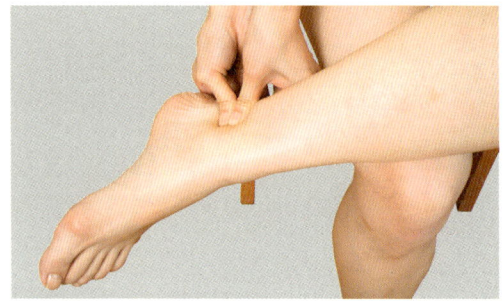

② 엄지손가락에 힘을 주어 압력을 가한다.

Check!
한쪽 허리가 무겁고 뻐근할 때 같은 쪽 발목에 힘을 주면 약하게 힘을 주어도 아플 수 있다.

뒤꿈치 지압

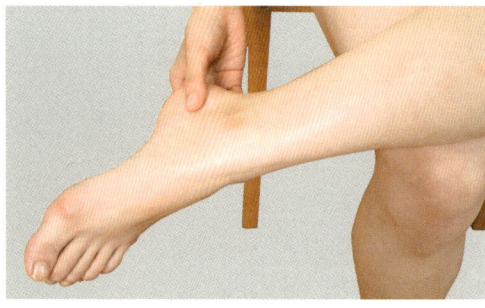

① 뒤꿈치를 잡는다.

뼈를 문질러 당기듯이

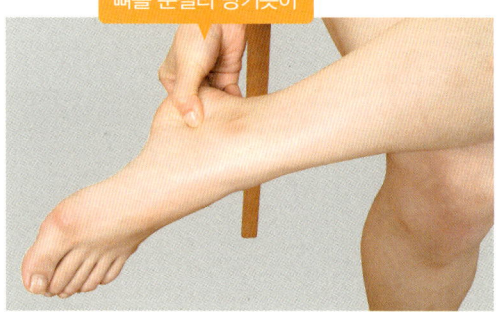

② 뼈를 마사지하듯 압력을 가한다.

Check!
뒤꿈치에 통증이 있으면 같은 방향의 허리에 요통이 있을 수 있다.

발바닥 지압

경혈과 반사신경조직이 밀집한 발바닥을 지압하는 것은 허리 통증에 효과가 있다. 팔꿈치로 발바닥 전체를 풀어주는 것도 좋다.

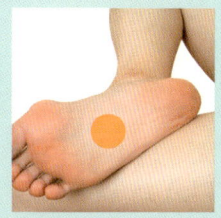

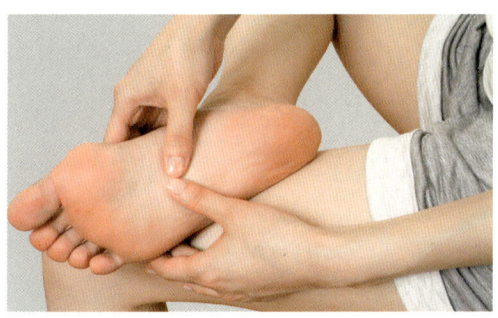

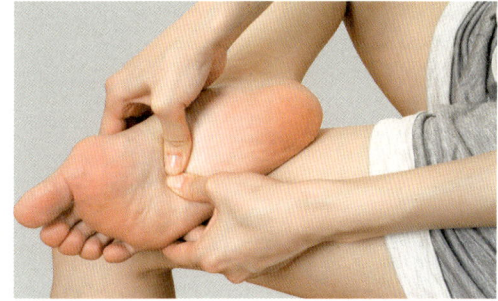

1 발바닥의 중심 부근에 양손의 엄지손가락을 댄다. 의자에 앉아서 하면 수월하다.

2 숨을 내쉬면서 3초간 압력을 가하고 1초간 쉬기를 5~10회 반복한다. 힘을 주었을 때 통증을 느끼거나 발바닥이 단단하게 뭉쳐 있으면 좀 더 많이 지압한다.

 ## 장요근 풀어주기

다리와 허리의 건강과 밀접한 관계가 있다. 상체와 하체를 연결하는 근육을 풀어준다.

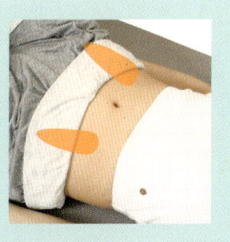

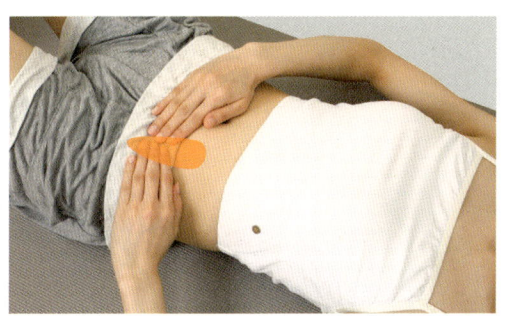

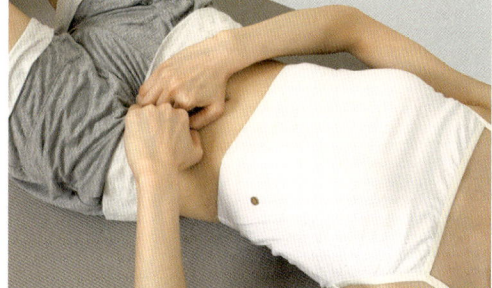

1 천장을 보고 누워 무릎을 세우고 골반 앞쪽 돌기에서 2~3cm 안쪽에 손가락 끝을 댄다. 서혜부에 손을 대고 다리를 조금 올렸을 때 단단하게 긴장하는 곳이 장요근이다.

2 손가락 끝을 세워 30~90초 동안 압력을 가한다. 혈관의 박동 지점은 누르지 않는다.

무릎 뒤 지압

무릎 뒤의 경혈인 위중혈은 허리를 굽히거나 젖혔을 때 발생하는 통증에 효과가 있다.

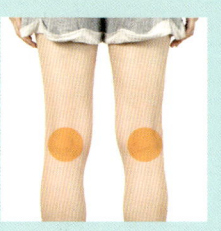

● 경혈점 찾기

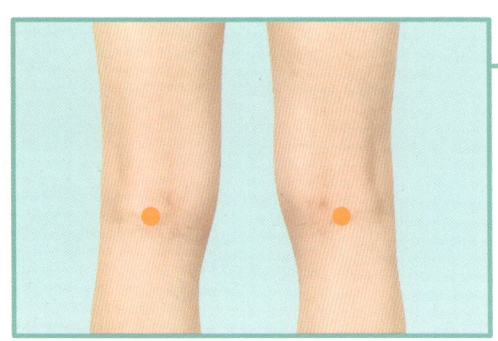

위중(委中)혈은 무릎 뒤에 생기는 가로 주름의 거의 한가운데에 있다.

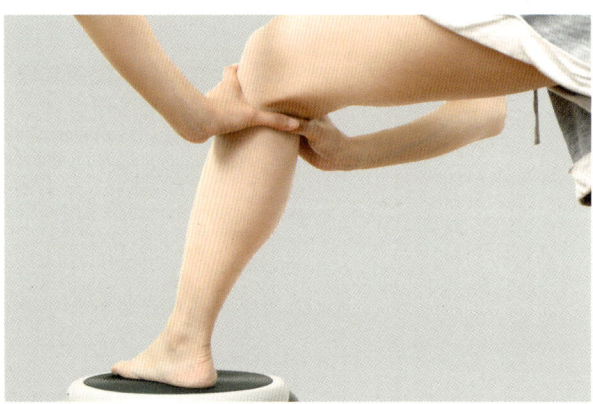

1. 의자처럼 발을 올릴 수 있는 곳에 다리를 얹고, 굽힌 무릎 안쪽에 엄지손가락을 댄다. 나머지 손가락으로 정강이의 앞쪽을 감싼다.

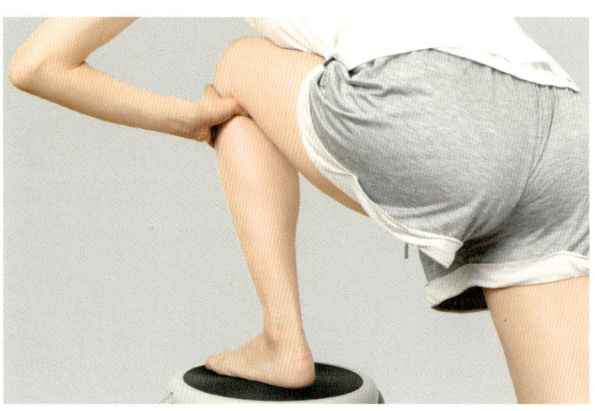

2. 무릎을 구부리며 엄지손가락으로 무릎 뒤에 압력을 가한다. 손가락이 아프면 중단한다.

> 허리 통증에 효과적인 다른 방법
> 한 발 내딛고 무릎 꿇기1 → 75쪽

서혜부 통증

중장년층에게 많이 나타나는 증상으로, 서혜부나 고관절의 통증은 등뼈의 노화가 원인이다.
방치하면 보행장애 같은 더 심각한 문제를 유발할 수 있다.

 ## 둔근 풀어주기

걷거나 서는 동작에 반드시 필요한 근육(주로 중둔근, 소둔근)을 풀어주어 다리의 긴장을 완화시킨다.

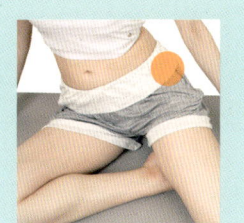

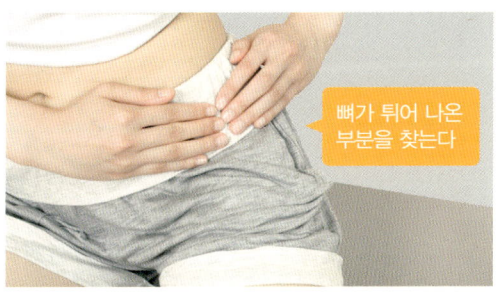

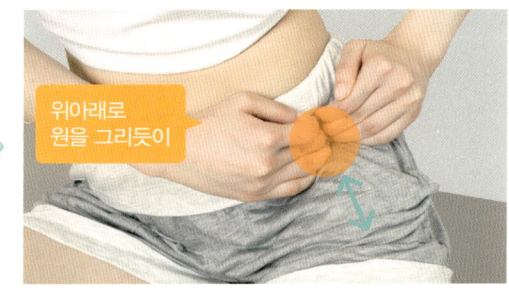

1 골반 앞의 뼈가 튀어 나온 부분 뒤쪽에 손가락 끝을 댄다.

2 손가락 끝을 모아 압력을 가한다. 위아래로 움직이며 자극해도 좋다.

다리 통증에 효과적인 다른 방법
한쪽 다리 잡기 → 74쪽
한 발 내딛고 무릎 꿇기 2 → 77쪽
의자에 앉아 상체 숙이기 → 78쪽
드러누워 무릎 끌어안기 → 79쪽
장요근 풀어주기 → 121쪽

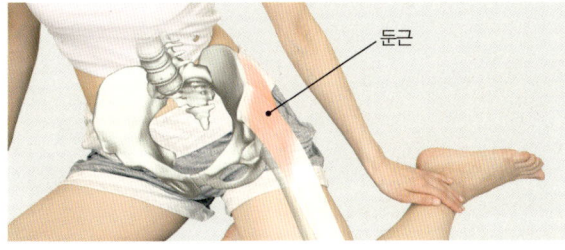

POINT
골반과 대퇴골을 연결하는 엉덩이 근육을 자극한다. 이 부위의 긴장이 풀리면 골반도 올바른 위치를 찾는다. 서혜부에 찌릿한 느낌을 받을 수 있다.

주의!
선천성 고관절 탈구나 비구 이형성증(구개형성부전) 등의 과거 병력이 있는 사람은 전문가나 의료기관의 지시를 따르도록 하자.

무릎 통증

고관절과 발목의 위치가 잘못되거나 골반에 붙어 있는 허벅지 근육(대퇴사두근)이 약해지면 무릎에 통증이 발생한다.

 무릎 위 지압

대퇴사두근과 함께 무릎 주변의 경혈도 지압할 수 있다.

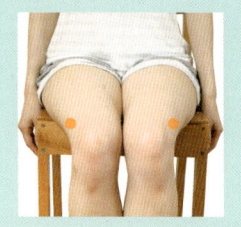

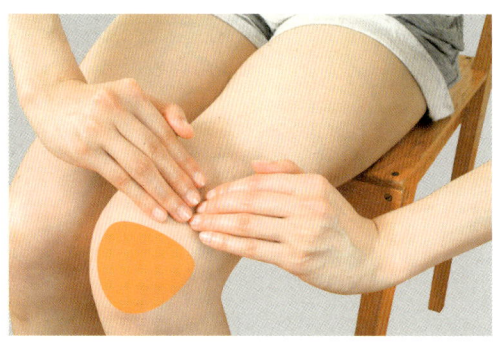

1 무릎 위 바깥쪽에 손가락 끝을 댄다.

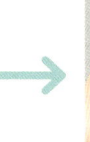

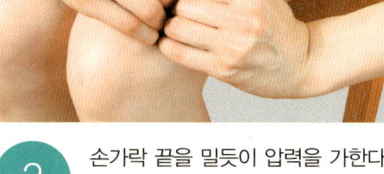

2 손가락 끝을 밀듯이 압력을 가한다. 같은 방법으로 무릎 위 안쪽에도 압력을 가한다. 위아래로 움직이며 자극해도 좋다.

응용

팔꿈치나 손목 부위로 문질러 풀어주는 것도 좋다.

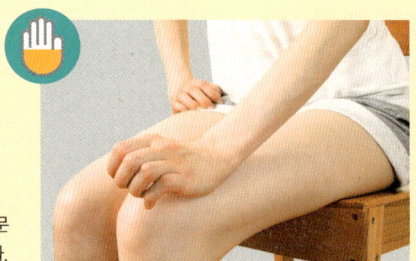

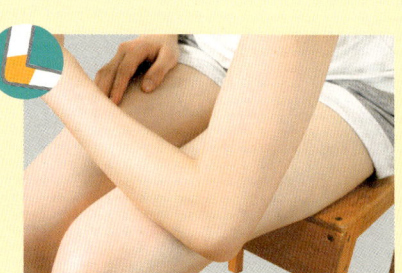

대퇴사두근 풀어주기

허벅지 앞쪽에 있는 근육을 풀어준다.
이 부위를 풀어주면 무릎이 안정된다.

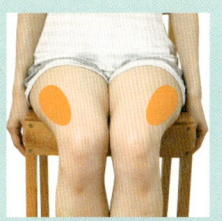

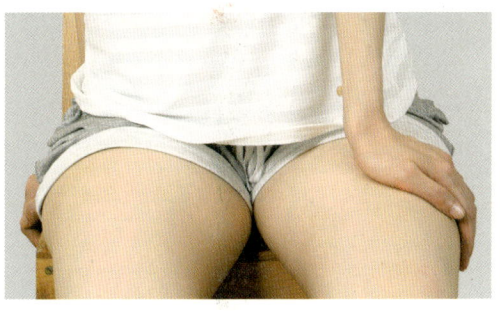

 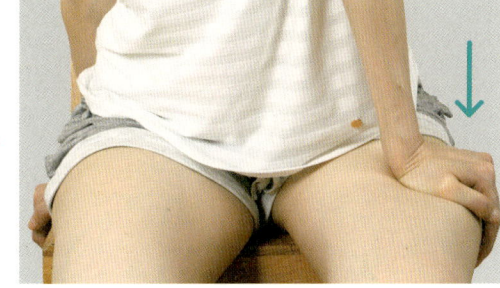

1 허벅지 바깥쪽에 손을 얹는다.

2 팔에 체중을 실어 허벅지에 압력을 가한다. 무릎 바로 위는 피하도록 하자.

내전근 풀어주기

각선미와 관련이 있는 내전근.
허벅지 안쪽을 자극하면 무릎의 상태도 좋아진다.

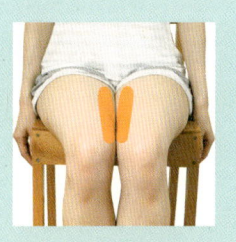

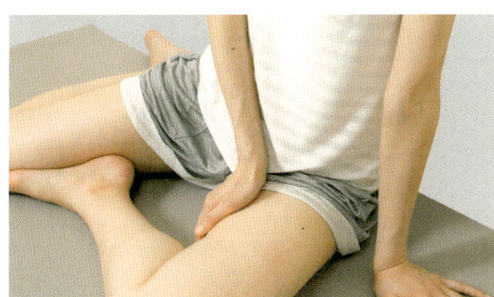 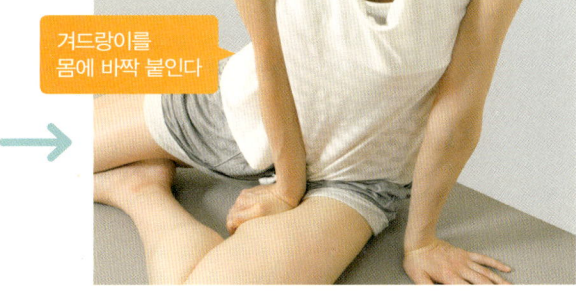

1 다리를 비껴 앉아 허벅지 안쪽에 손목을 댄다.

겨드랑이를 몸에 바짝 붙인다

2 겨드랑이를 몸에 바짝 붙이고 팔꿈치를 밀며 체중을 실어 누른다. 무릎 바로 위는 피한다.

무릎 통증에 효과적인 다른 방법
무릎 뒤 지압 → 122쪽
둔근 풀어주기 → 123쪽

다리가 무겁고 저림

허리에 피로가 쌓이면 다리에 문제가 나타난다.
대부분 허리와 엉덩이 근육의 문제, 골반과 고관절의 변형이 뒤따른다.
3장의 몸통 운동도 효과적이다.

 종아리 지압
같은 자세를 오래 취해 종아리 근육이 긴장되면
골반의 변형을 초래한다.

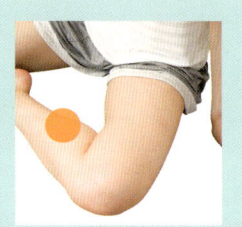

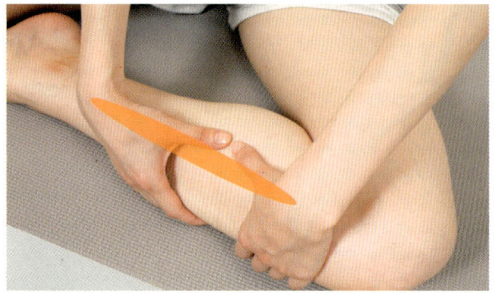

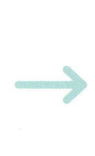

1 한쪽 다리만 가부좌를 틀어 종아리 안쪽이 위를 향하게 한다. 정강이뼈(경골)를 따라 엄지손가락을 댄다.

2 손목을 자신의 가슴 쪽으로 당기며 압력을 가한다. 발목 쪽으로 내려가며 종아리 전체를 지압한다.

응용 동작

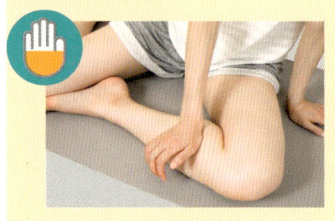

손목을 이용해 종아리 전체를 문질러 풀어준다.

주의!
다리 저림은 등뼈를 비롯한 다양한 질환이 원인일 수 있으므로 증상이 오래 지속되면 병원을 찾아 진료를 받아보자.

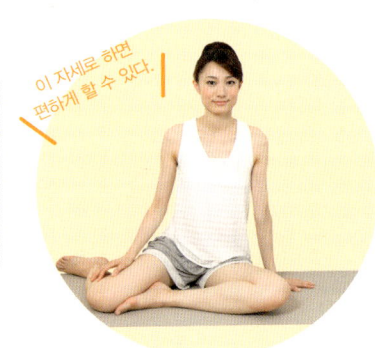

이 자세로 하면 편하게 할 수 있다.

신유혈 지압

무릎 통증이나 허리 통증에도 효과가 있는 경혈.
신의 기능(138쪽 참조)도 개선된다.

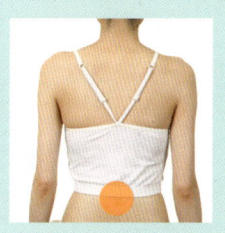

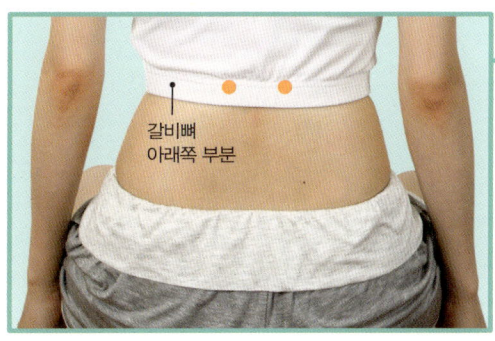

갈비뼈 아래쪽 부분

● **경혈점 찾기**

신유(腎俞)혈은 배꼽 높이에서 허리를 잡으면 자연스럽게 손가락이 닿는 부위다. 신장이 약하여 다리에 증상이 나타났다면 작은 압력으로도 기분이 좋아질 수 있다.

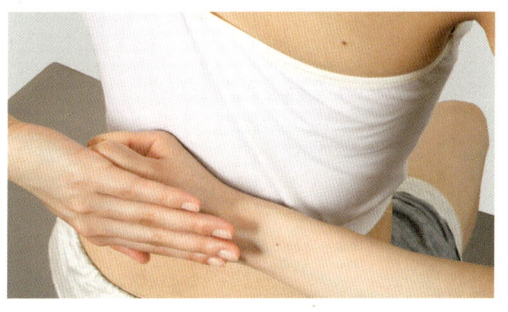

1 경혈에 주먹을 대고 그 위로 반대쪽 손을 얹는다.

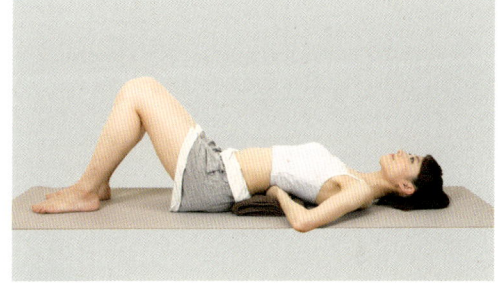

2 천장을 보고 누워 무릎을 세우고 압력을 가한다.

응용 동작

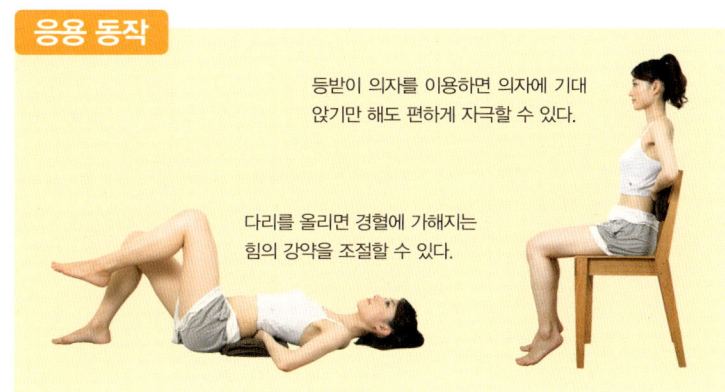

등받이 의자를 이용하면 의자에 기대 앉기만 해도 편하게 자극할 수 있다.

다리를 올리면 경혈에 가해지는 힘의 강약을 조절할 수 있다.

다리가 무겁고 저린 증상에 효과적인 다른 방법
장요근 풀어주기 → 121쪽

주의!
류머티즘이나 결절종 등으로 손에 변형이 나타난 사람, 골밀도가 낮은 사람은 삼가야 한다. 작은 압박에 통증을 느낄 때에도 중지하자.

변비

나이가 들면 체내 수분량이 줄어 변비에 걸리기 쉽다.
골반의 위치가 바르지 않거나 복부와 엉덩이 근육이 단단하게 굳으면 골반 안의 장 기능이 저하되어 변비 증상이 나타난다.

 천추혈 지압

설사와 변비를 반복하는 사람에게 효과가 있다.
내장 기능이 향상되므로 몸이 전체적으로 개선된다.

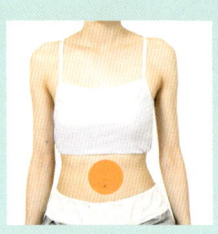

● 경혈점 찾기

배꼽에서 양쪽으로 손가락 세 개 너비만큼 떨어져 있는 지점. 천추(天樞)혈은 내장 전반의 기능을 활성화시키는 혈자리다. 변비나 설사 증상에 효과가 있다.

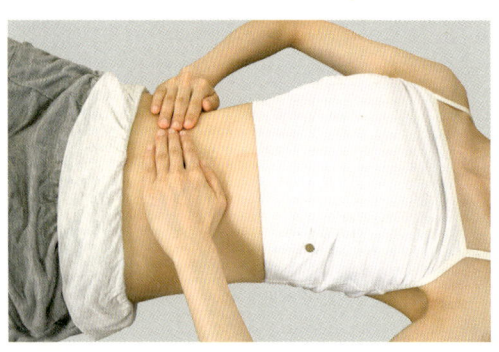

1 경혈점에 손가락 끝을 댄다.

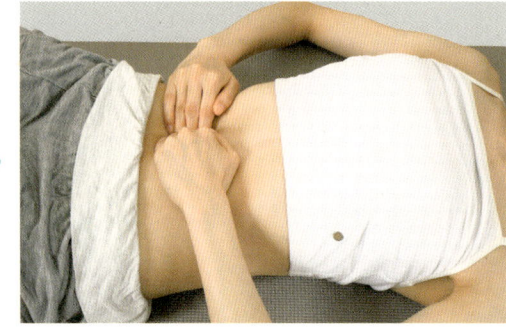

2 숨을 내쉬면서 압력을 가한다. 단단한 결절이 바로 만져지므로 한쪽씩 확인하며 실시한다.

골반 지압

몸 깊은 층에 있는 요방형근, 얕은 층에 있는 광배근과 흉요근막(등허리근막, 등허리널힘줄) 그리고 허리의 다양한 근육을 풀어준다.

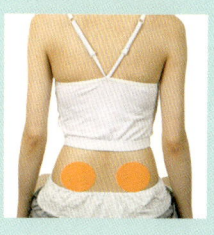

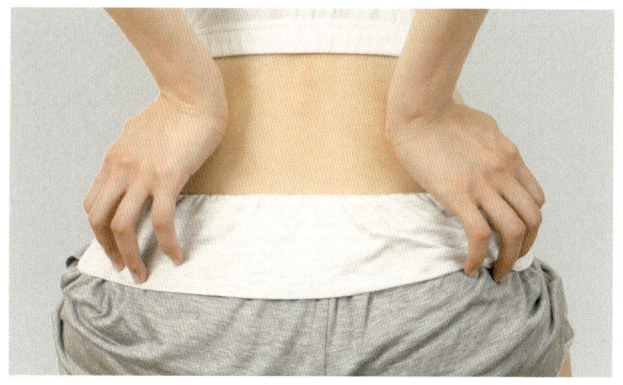

1 골반에 손목을 대고 골반의 맨 위쪽 부위를 찾는다.

위에서 아래로

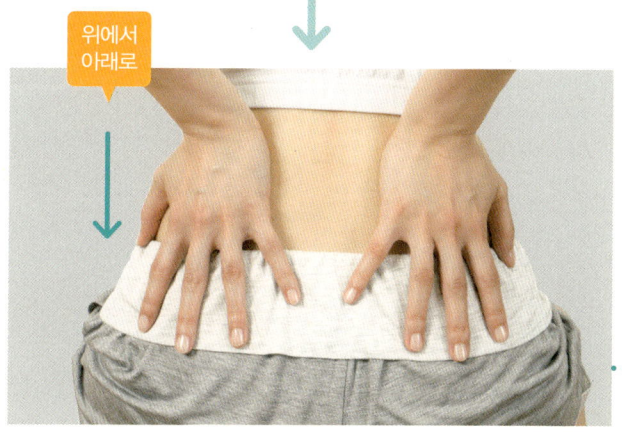

2 뼈에 손바닥을 대고 위에서 아래쪽으로 문지르며 풀어준다. 골반이 뒤쪽으로 기울어 있다면 조금 앞으로 미는 느낌으로 지압하고 앞으로 기울어 있다면 아래로 곧장 이동하듯이 지압하면 된다.

☐ **Check!**
긴장한 허리 근육이 풀리는 느낌을 받는다.

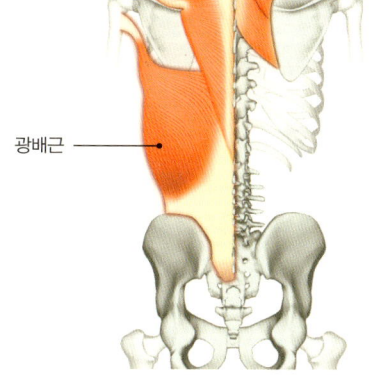

광배근

POINT
광배근은 등뼈와 골반, 갈비뼈와 어깨뼈 등을 연결하는 상반신에서 가장 큰 근육이다. 흉요근막(37쪽 참조)은 근육을 연결하고 모으는 두꺼운 막으로 허리에서 등에 걸쳐 있다.

변비에 효과적인 다른 방법
둔근 풀어주기 → 123쪽

치질

치질에도 다양한 종류가 있지만 여기서는 주로 수치질(외치핵)의 통증을 개선해보자.
또한 생활 습관을 돌아보고 적절한 휴식을 잊지 말자.

 백회혈 지압

정수리에 있는 혈자리로, 항문과 수직으로 이어져 있다.

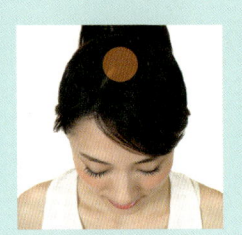

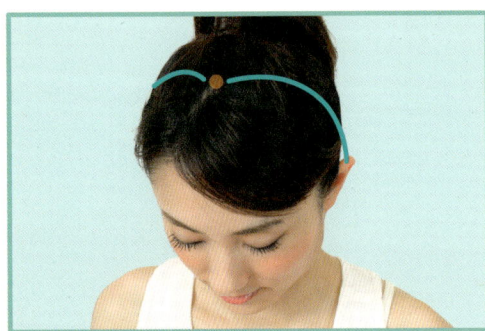

● 경혈점 찾기

백회(百會)혈은 정수리라고 일컫는 머리의 중심점이다. 이곳이 볼록하게 올라와 있는 사람 중에는 치질의 통증을 호소하는 경우가 많다. 무리해서 평평하게 만들 필요는 없으므로 부드럽게 문질러 풀어준다.

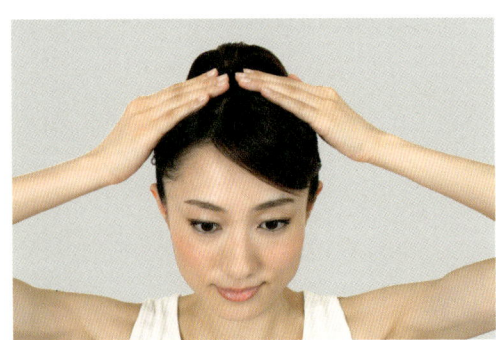

1 경혈점에 손을 댄다.

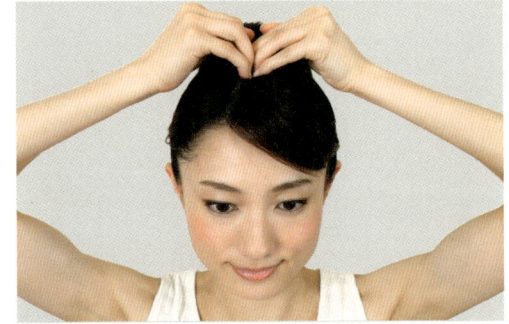

2 손가락 끝으로 항문을 향해 누른다는 느낌으로 지속적으로 압력을 가한다. 또는 손목이나 손가락으로 원을 그리듯이 문질러 풀어준다.

승산혈 지압

정맥의 흐름을 촉진시키면 항문 주변과 골반 내 혈류가 개선된다.

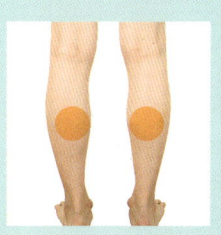

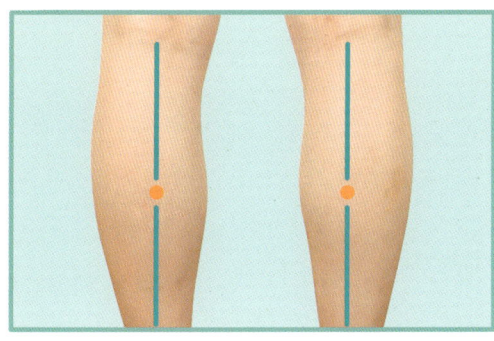

● **경혈점 찾기**

승산(承山)혈은 종아리 중앙선 위 한가운데 지점이다. 이곳을 눌렀을 때 통증을 느끼는 원인은 대부분은 종아리에 깊숙이 있는 비복근이나 가자미근이 긴장했기 때문이다.

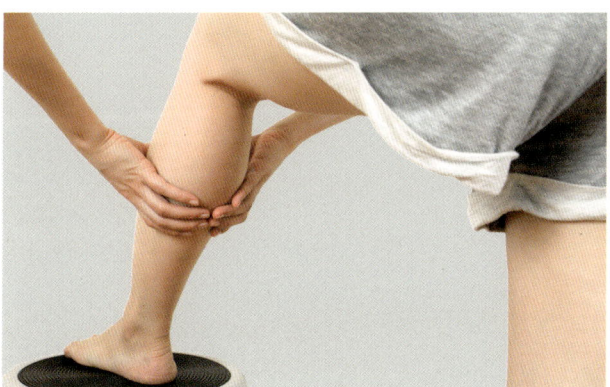

① 경혈에 두 손을 댄다.

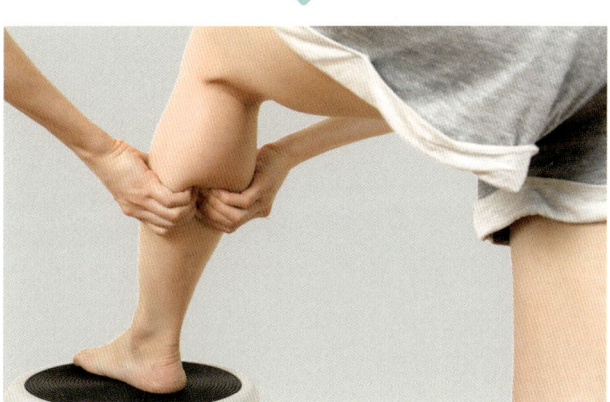

② 숨을 내쉬면서 부드럽게 30초 정도 압력을 가한다. 크게 변화가 없으면 강도를 조금 높여 반복해서 압력을 가한다.

궁금증 4
셀프 지압을 하면 통증이 얼마나 없어질까?

뼈 나이를 젊게 되돌리고 신체 이상 증상을 개선하는 셀프 지압을 소개하겠다. 이 지압이 몸과 자세에 어떤 변화를 가져올지 20~70대 남녀 22명을 대상으로 실험해보았다. 결과는 '어깨가 가벼워졌다' '호흡이 편해졌다' '기분이 상쾌해졌다'는 반응이 다수였다. 또한 지압으로 흉쇄유돌근과 대흉근, 소흉근의 긴장과 뭉침 증상이 풀리면서 자세가 개선되었다(머리의 위치가 1㎝ 이상 뒤로 당겨진 사람이 5명이었다).

무리하여 자세를 바로잡으려 하지 않아도, 머리와 어깨가 올바른 위치에 오면 근육의 지나친 긴장과 피로를 예방할 수 있으므로 어깨 결림과 두통 예방 효과도 기대할 수 있다.

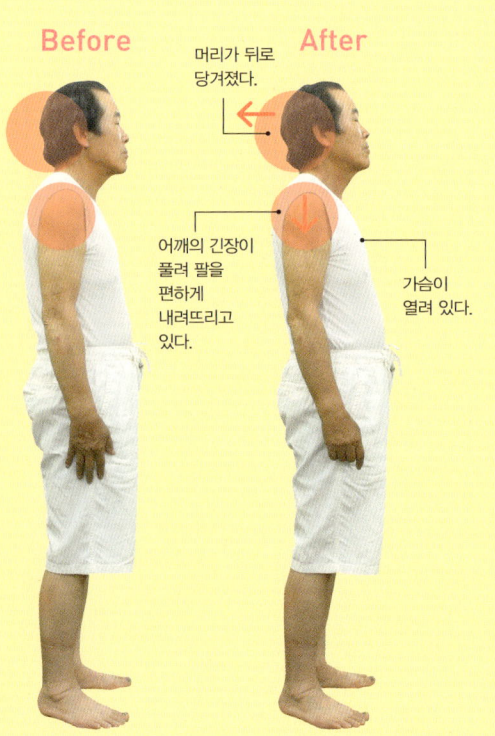

Before / After
머리가 뒤로 당겨졌다.
어깨의 긴장이 풀려 팔을 편하게 내려뜨리고 있다.
가슴이 열려 있다.

지압법

흉쇄유돌근 풀어주기(95쪽 참조) … 좌우 각각 1분
빗장뼈 아래 지압(99쪽 참조) … 좌우 각각 1분

결과

K씨 | 남성 | 70대
"목과 어깨, 허리가 편해졌습니다."
취미인 테니스를 치는 틈틈이 지압을 하는 것이 하루 일과가 되었다고 한다.

궁금증 5
몸이 유연하면 등뼈도 건강할까?

서커스단의 곡예사나 체조 선수는 도무지 인간이라고 생각할 수 없는 유연성을 보여준다. 예를 들어 등뼈를 뒤로 젖히고 엉덩이 사이로 얼굴을 내미는 자세 말이다. 보통 사람으로서는 도저히 할 수 없는 그런 동작을 대체 어떻게 할 수 있는 것일까?

핵심은 바로 등뼈를 구성하는 조직 중 하나인 인대에 있다. 인대의 주요 역할은 몸을 지탱하는 것이다. 인대는 뼈와 뼈를 연결하고 지탱하며 등뼈를 안정시킨다. 몸이 유연한 사람은 근육은 물론 인대도 유연하기 때문에 관절의 유연성이 크다고 볼 수 있다.

일반적으로 나이가 들면서 유연성은 점차 떨어지지만, 운동을 계속하면 그것을 최소한으로 예방할 수 있다고 한다. 다시 말해 적절한 운동과 스트레칭을 하면 나이가 얼마나 들었든 유연성이 향상된다는 것이다. 예를 들어 곡예사는 유아기부터 매일같이 강도 높은 훈련과 스트레칭을 지속한다. 이렇게 인대와 관절을 유연하게 함으로써 모든 자세를 취할 수 있게 된다. 단, 드물게 유전적으로 인대가 유연하여 어려운 자세를 쉽게 취하는 사람도 있다.

인대가 어느 정도 유연성을 가지는 것은 몸을 움직이는 데 필요하지만 본래 인대의 기능은 어디까지나 관절을 안정시키는 것이다. 그러므로 보통 사람이 과도한 유연성을 추구하는 것은 위험하다. 누구나 어려운 자세를 취할 수 있다고 생각하여 재미 삼아 도전하는 것은 삼가자.

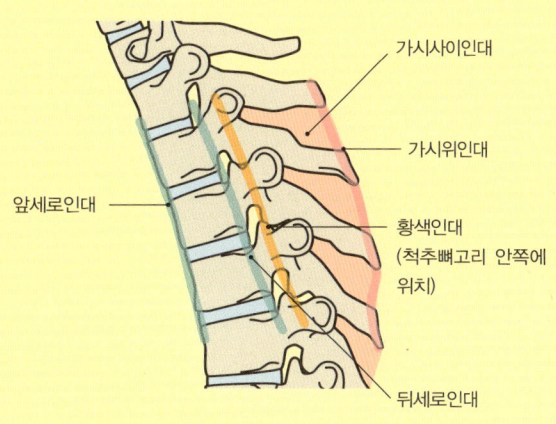

CHAPTER 5 노쇠한 등뼈가 살아나는 동양의학의 지혜

동양의학에서는 '등뼈'를 중요하게 여겨왔다.
그 근거로 동양의학이 다루는 경락과 경혈이 등뼈 주변에 많이 분포한다.
몸과 마음을 안정시켜 건강의 길로 이끄는 동양의학으로
등뼈를 건강하게 하는 생활의 지혜를 배워보자.

고대부터 중요시한 등뼈의 역할

동양의학에서도 등뼈는 중요한 부위

역사를 거슬러 올라가면 고대부터 세계 각지에서 등뼈의 중요성을 다루었다. 사실 현대인뿐 아니라 아주 오래전부터 인간은 목과 허리의 통증과 신체 이상에 시달려왔다. 의학의 아버지인 히포크라테스도 '항상 병자를 살필 때는 등뼈(척추)를 가장 먼저 진찰하라'며 등뼈의 중요성을 설파했다고 한다. 당시 대부분의 민간요법은 관절과 근육에 관한 것이었지만 일부에서는 내장 질환에 대한 치료도 했다고 한다.

그러면 동양의학에서는 등뼈를 어떻게 다루었을까? 아니 그 전에 동양의학이란 어떤 것인가를 대략적으로 살펴보자. 동양의학은 가령 위의 상태가 나빠도 그 기관에만 초점을 맞추지 않고 몸 전체를 진찰한다. 또한 날씨나 계절 등 외부 환경이 항상 몸에 영향을 미친다고 생각하여 그러한 외부 환경의 변화에 신체 내부의 환경이 대응할 수 있는지가 건강의 기준이 된다고 여겨왔다. 그렇기 때문에 계절이나 몸 상태에 맞는 식사를 하고 스트레스를 쌓아두지 않는 등 근본적으로 몸을 개선하는 것을 중요하게 여긴다. 덧붙이자면 동양의학에서는 내장 기관을 '오장육부'로 나타내는데, 등뼈는 그중에서도 '신(腎, 콩팥)'과 깊은 관계가 있어 치료에 중요한 부위로 생각하였다.

TIP 1   **히포크라테스는?**
기원전 그리스의 의사로 '의학의 아버지'라 불린다. 고대 기록에 따르면 그는 등뼈의 이상이 질병의 원인이 될 수 있다는 점을 알고 있었던 것으로 보인다.

동양의학의 기초 지식

서양의학과 다른 건강관
서양의학에서는 엑스레이 사진이나 검사 수치를 기준으로 신체가 정상인지 아닌지를 판단하지만 동양의학에는 그와 같은 기준이 없다. 동양의학에서는 건강을 몸속 환경이 외부 환경의 변화에 대해 균형을 이루며 스스로를 조절할 수 있는 상태로 생각한다.

'기'(氣)가 중요하다
만물은 '기'로 생성되어 있다고 생각한다. '기'란 생명 활동의 에너지원이다. 볼 수 없지만 없으면 살아갈 수 없는 산소와 같다고 할 수 있다.

오장육부(五臟六腑)
오장은 간장, 심장, 비장, 폐장, 신장을, 육부는 담, 위, 대장, 소장, 방광, 삼초(三焦)를 가리킨다. 동양의학에서는 이 오장육부가 다른 장기와 서로 상호 협조적인 기능을 한다고 본다.

'음'(陰)과 '양'(陽)
이 세상은 여성과 남성, 낮과 밤, 빛과 그림자, 추위와 더위 등 음과 양 두 가지의 성질로 나뉜다. 음과 양은 항상 변동하며 상호 대립하면서도 균형을 이루고 있다고 생각한다.

천인합일(天人合一)
'하늘'은 자연과 우주를 뜻하며, 본래 자연과 우주는 인간과 대립하는 것이 아니라 하나라고 생각하는 사상이다. 자연과 우주의 섭리 변화는 사람에게 영향을 미치며, 동시에 인간 안에도 동일한 자연과 우주가 존재한다고 생각한다.

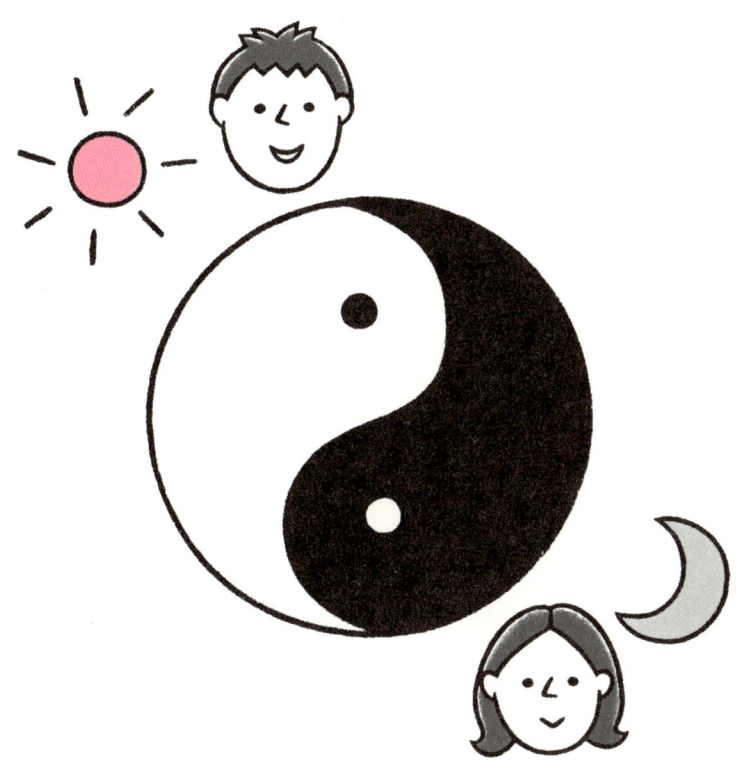

신허가 등뼈의 노화로 이어진다

'신'과 '등뼈'가 노화를 결정한다

앞서 등뼈는 '신'(腎)과 깊은 관련이 있다고 이야기했다. 동양의학에서는 '신'이란 태어나면서부터 부모에게서 물려받아 지니고 있는 에너지가 축적되어 있는 곳이라 여긴다. 또한 상상하기 어렵겠지만 신은 서양의학에서 말하는 비뇨기, 생식기계, 신경, 호르몬 등의 기능도 지닌다.

신의 상태는 머리카락과 귀, 뼈에 나타난다고 보았고 약해지면 머리카락의 윤기가 없어지고 귀가 잘 들리지 않는다고 하였다. 나아가 척수나 뇌에도 영향을 미친다고 생각하였다. '허리는 신의 집이다'(腰爲腎府)라는 말이 있는데 허리 통증이나 등뼈의 노화도 사고나 감염 질환 등 특별한 원인이 없는 한 신장의 에너지 저하 때문이라 생각한다. 다시 말해 신은 노화가 직접적으로 나타나는 오장육부의 하나이므로, 신을 잘 관리하는 것이 등뼈의 노화를 예방하는 열쇠가 된다.

바쁜 생활이나 폭음폭식 등 몸에 부담을 주는 행동은 신에 축적되어 있던 에너지를 낭비한다. 식사나 운동으로 새롭게 에너지를 축적할 수 있지만, 그것에도 한계가 있다. 그러므로 그러한 에너지를 헛되이 쓰지 않고 어떻게 생활할지가 핵심이다.

> **TIP 허리는 신의 집이다(腰爲腎府)**
> '허리는 신의 기능과 에너지가 모이는 곳'이란 뜻이다. 다시 말해 신의 상태가 허리에 나타난다는 말이다.

신의 건강 상태 진단

☐ 부쩍 머리카락이 빠지기 시작했다

☐ 이가 약해졌다

☐ 귀울림(이명)이나 난청 증상이 나타난다

☐ 허리 통증을 자주 느낀다

☐ 하체가 무겁게 느껴진다

☐ 무릎이 아파 힘을 줄 수 없을 때가 있다

☐ 건망증이 생겼다

☐ 밤중에 화장실에 가는 횟수가 늘었다

☐ 불안감을 느낀다

☐ 사소한 일에 잘 놀란다

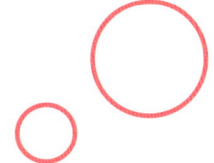

네 개 이상 해당되는 사람은 신이 약해졌을(신허) 가능성이 있다. 147쪽에서 소개하는 신을 강화하는 방법을 참고해서 등뼈의 힘을 되찾자.

궁금증 6
'신'(腎)과 '신장'(腎臟)의 차이는?

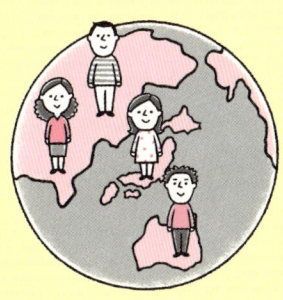

동양의학에서 말하는 '신'은 신장(콩팥)만을 가리키는 것이 아니다. 신장의 기능이나 신장이 다른 기관에 미치는 반응을 모두 포함한다. 지구를 몸에 비유하자면 신장은 '한국'이라는 나라에 해당하며, 신은 '한국인'을 뜻한다. 한국인의 대부분은 한국에 살고 있지만 해외에서 생활하는 사람도 있다. 이처럼 신은 신장뿐 아니라 몸 전체의 공통된 성질의 기능을 의미한다고 할 수 있다.

등뼈는 기혈이 흐르는 가장 큰 통로다

중요한 경맥은 등뼈를 관통한다

동양의학에서 경락(經絡)이라는 에너지 통로의 존재는 매우 중요하다. 경락이란 몸을 세로로 관통하는 경맥(經脈)과 옆으로 관통하는 낙맥(絡脈)의 총체다. 예를 들면 도로를 달리는 노면 기차의 선로는 경맥이고 그것을 연결하는 도로가 낙맥에 해당한다. 경락은 몸을 구성하는 기(氣), 혈(血), 진액(津液. 물이라고도 함)이 흐르는 통로이며 그 흐름이 정체되면 통증을 느끼거나 피부가 움푹 파이는 변화가 나타난다.

경맥은 모두 22개인데 그중에서 주요 4개가 등뼈를 세로로 관통하고 있다. 대표적인 것이 등뼈와 정수리를 지나는 독맥(督脈)으로 요가에서 말하는 수슘나라는 나디(기가 흐르는 통로)에 해당한다. 등의 한가운데를 지나며 등의 경락을 총괄하는 존재다. 그리고 등뼈의 양옆을 따라 위치하는 방광경(膀胱經)은 신과 깊은 관계가 있고 주로 등뼈의 신경과 연결된 내장의 반응이 나타나는 경맥으로, 독맥과 이어져 있다. 그 밖에 신경(腎經), 임맥(任脈), 충맥(衝脈)이 등뼈와 이어져 있다. 이들 경맥은 공통적으로 성장과 발육, 생식능력, 자연 치유력과 깊은 관계가 있다. 동양의학에서는 등뼈의 상태가 경맥에 영향을 미친다고 본다.

TIP 1　기혈진액
'기'는 생명활동을 유지하는 에너지, '혈'은 장기나 조직의 영양이 되는 물질, '진액'은 몸 전체에 습기를 공급하는 물질을 말한다.

TIP 2　요가
요가 자세는 원래 앉은 상태에서 등뼈를 안정시켜 명상에 집중하기 위한 것이다. 등뼈를 통과하는 에너지의 활성화가 얼마나 중요한지를 말해주고 있다.

등뼈와 관련된 경맥

독맥(督脈)
등 쪽을 지나며 몸 전체 양의 기를 관장한다. 등뼈를 따라 정수리와 코 밑까지 이어져 있다.

신경(腎經)
발바닥에서 올라가 등뼈를 관통한다. 허리와 무릎이 무겁게 느껴지는 등 에너지가 부족할 때 자극하면 좋다. 노화 예방에도 효과가 있다.

충맥(衝脈)
여성의 월경이나 임신과 관계가 깊은 경맥으로 혈해(血海)라고도 한다. 신경, 임맥과도 이어져 있다.

임맥(任脈)
신체의 앞쪽을 흐르는 음의 기를 관장한다. 복부 중심을 지나 입술 밑까지 뻗어 있어 독맥(督脈)과 연결된다.

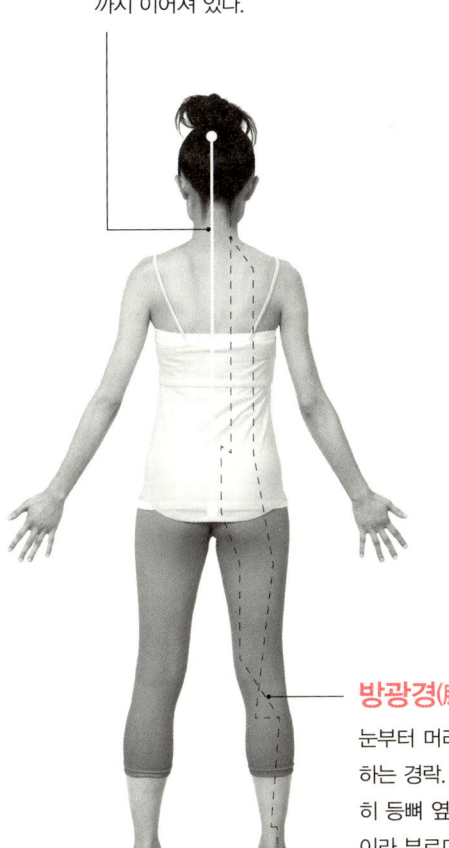
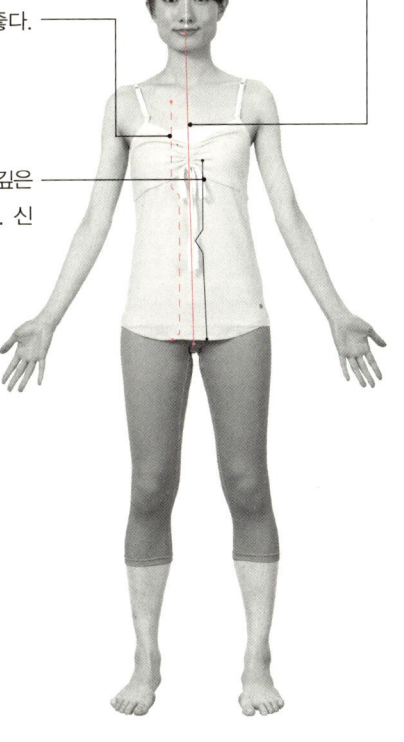

방광경(膀胱經)
눈부터 머리, 등, 다리, 발끝까지 통과하는 경락. 가장 많은 경혈이 있다. 특히 등뼈 옆에 있는 경혈을 유혈(俞穴)이라 부르며, 이는 오장육부의 반응점이자 치료점이다.

TIP 3　수슘나

'나디'(nadi, 맥관)란 몸속에 있는 기의 통로로서, 경락과 거의 같은 의미다. 체내에 7만 개 이상이 존재하며 그중에서도 수슘나(sushumna)가 가장 중요하다고 한다.

중요한 경혈은 등뼈에 모여 있다

경혈을 보면 몸의 상태를 알 수 있다

내장의 상태는 경락이라는 통로를 지나 경혈(經穴. 경락의 기혈이 신체 표면에 모여 통과하는 부위-역주)을 통해 몸의 통증이나 피부의 파임, 뭉침 등의 반응을 보인다. 이것은 42쪽에서 소개한 등뼈와 내장의 관계와 비슷하다. 등뼈는 내장체성반사에 의해 내장의 상태가 피부, 근육, 관절로 드러나듯이 경락에도 내장의 반응이 나타난다. 경혈은 세계보건기구(WHO)가 인정한 것만 해도 약 360개에 달한다. 대표적인 경혈은 주로 독맥과 방광경(141쪽 참조)에 모여 있으며 특히 어깨뼈 사이에는 폐유(肺兪)나 심유(心兪), 고황(膏肓)과 같은 중요한 경혈이 모여 있다.

만성피로에 효과가 좋은 고황혈을 살펴보자. 만성피로를 호소하는 사람들은 공통적으로 자세가 나쁘거나, 호흡이 얕거나, 내장에 문제가 있다. 고황혈이 있는 가슴등뼈 4번 주변에는 머리와 목, 어깨뼈를 연결하는 근육이 집중되어 있다. 또한 가슴등뼈 4번은 비틀거나 옆으로 기울이는 등의 동작을 할 때 움직임이 변하는 지점이다. 다시 말해 몸의 구조와 중력의 관계에서 스트레스를 받기 쉬운 부위와 에너지 변조가 생기기 쉬운 부위는 같다. 고황혈을 눌러주면 내장과 기의 상태를 개선하는 동시에 자세가 교정되고 등뼈가 건강해진다.

> **TIP 내장체성반사**
> 침뜸에서 행하는 자극요법의 일부는 이 이론과는 반대인 '체성내장반사'를 과학적인 근거로 내세운다. 예를 들어 '발등을 자극하면 위의 기능이 활성화된다' 등을 주장한다.

등뼈의 주요 경혈점

풍문(風門)
가슴등뼈 2, 3번의 가시돌기 사이에서 바깥쪽으로 2~3cm 떨어진 양쪽 지점. 감기가 들어오는 곳이므로 초기 감기나 예방에 효과적이다.

폐유(肺俞)
가슴등뼈 3, 4번의 가시돌기 사이에서 바깥쪽으로 2~3cm 떨어진 지점. 감기로 인한 기침, 기관지염, 천식 등의 호흡기계 증상, 어깨뼈 사이나 등의 통증에 효과적이다.

신주(身柱)
가슴등뼈 3번의 가시돌기 바로 밑. 호흡기계 이상이나 우울감, 소아 천식에 효과적이다.

근축(筋縮)
가슴등뼈 9번의 가시돌기 바로 밑. 간의 기능을 높이고 정신을 안정시키므로 스트레스성 위통에도 효과가 크다.

위유(胃俞)
가슴등뼈 12번과 허리뼈 1번의 가시돌기 바깥쪽으로 2~3cm 떨어진 양쪽 지점. 위창과 마찬가지로 위의 통증에 효과가 있다.

위창(胃倉)
방광경의 혈자리로, 위유에서 바깥쪽으로 2~3cm 떨어진 지점. 위유와 마찬가지로 위의 통증에 효과가 있다.

명문(命門)
허리뼈 2번의 가시돌기 바로 밑. 생명의 문이라 하며 냉증을 동반한 설사나 빈뇨, 정력 감퇴 등에 효과적이다.

고황(膏肓)
흉수 4, 5번의 가시돌기 사이에서 바깥쪽으로 4~5cm 떨어진 양쪽 지점. 만성적인 호흡기 질환부터 정신적 피로, 소화기계, 순환기계의 이상 등에 효과가 있다.

심유(心俞)
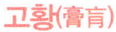
가슴등뼈 5, 6번의 가시돌기 사이에서 바깥쪽으로 2~3cm 떨어진 양쪽 지점. 갑작스러운 등의 통증이나 소화기계 이상에 효과적이다.

간유(肝俞)
가슴등뼈 9, 10번의 가시돌기 사이에서 바깥쪽으로 2~3cm 떨어진 양쪽 지점. 식욕부진 등 소화기계 문제나 우울감에도 효과적이다.

비유(脾俞)
가슴등뼈 11, 12번의 가시돌기 사이에서 바깥쪽으로 2~3cm 떨어진 양쪽 지점. 식욕부진 등 소화기계 문제나 우울감에 효과적이다.

신유(腎俞)
허리뼈 2, 3번의 가시돌기 사이에서 바깥쪽으로 2~3cm 떨어진 양쪽 지점. 하반신의 통증에 효과가 뛰어나다. 신의 에너지를 높이므로 비뇨 및 생식기계 기능도 개선된다.

> **TIP** 가시돌기
> 등뼈를 만졌을 때 느껴지는 튀어나온 부분(27쪽 참조)이다.

효과 만점!
바로 사용할 수 있는 경혈 지도

전문가도 자주 사용하며 널리 쓰이는 경혈을 선별했다.
손으로 기분 좋을 정도의 압력을 가하는 것이 좋다.

얼굴

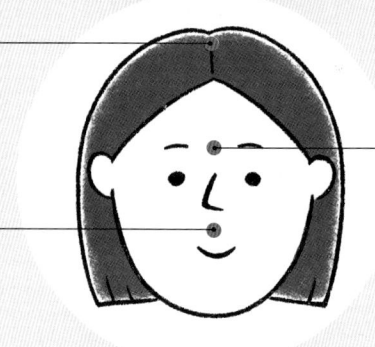

백회(百會)
두 귀를 잇는 선과 정수리 한가운데가 교차하는 지점. 치질로 인한 통증과 스트레스를 완화시킨다.

인중(人中)
코 밑 오목하게 팬 지점. 허리를 삐끗했을 때 효과가 있다.

인당(印堂)
두 눈썹 사이의 중심 또는 미간. 기분을 안정시키는 작용이나 비염에 효과가 있다.

뒷머리와 어깨

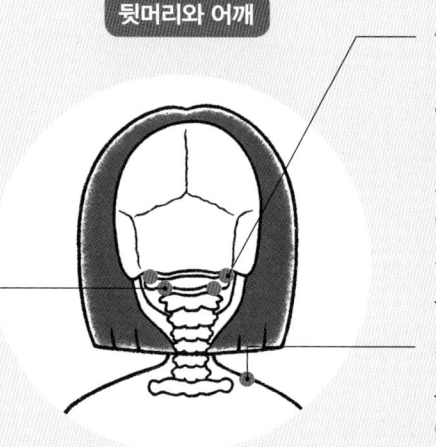

천주(天柱)
목뼈 2번의 가시돌기 위 오목한 지점에서 바깥쪽으로 1~2cm 떨어진 양쪽 지점. 두통, 콧물, 코막힘. 목과 등, 허리 통증에 효과가 있다.

풍지(風池)
머리와 목의 경계 부분으로, 목뼈 양쪽으로 귓바퀴 뒤쪽에 머리카락이 난 오목한 지점. 두통, 목과 어깨 결림, 코막힘, 안정피로(정상적인 사람보다 눈의 피로를 빨리 느끼는 상태-역자 주), 초기 감기에 효과가 있다.

견정(肩井)
유두에서 수직으로 그어 올린 선이 어깨 위와 만나는 지점에 있다. 어깨 결림, 두통과 치통에 효과가 있다.

팔

수삼리(手三里)
곡지에서 손목 쪽으로 3~5cm 떨어진 지점. 폭음폭식으로 유발된 어깨 결림에 효과가 뛰어나다.

지구(支溝)
손목 관절에 생긴 주름의 한가운데에서 팔꿈치 쪽으로 손가락 네 개 너비만큼 위쪽에 있는 혈자리. 변비 해소에 효과가 있다.

합곡(合谷)
엄지손가락과 집게손가락 사이 오목하게 들어간 곳. 어깨 결림, 치통, 변비나 설사 등에 효과가 있다.

곡지(曲池)
팔꿈치를 구부렸을 때 생기는 바깥쪽 주름의 끝과 그 앞의 뼈 사이 오목하게 들어간 곳 부근. 어깨 결림이나 어깨 통증, 알레르기나 두드러기에 효과가 있다.

척택(尺澤)
팔꿈치 주름의 바깥쪽 끝 부근. 오래 지속되는 기침에 효과가 있다.

내관(內關)
손목 안쪽에서 팔꿈치 쪽으로 2~3cm 떨어진 지점. 구토, 윗배의 통증과 팽만, 임신부의 입덧에 효과적이다.

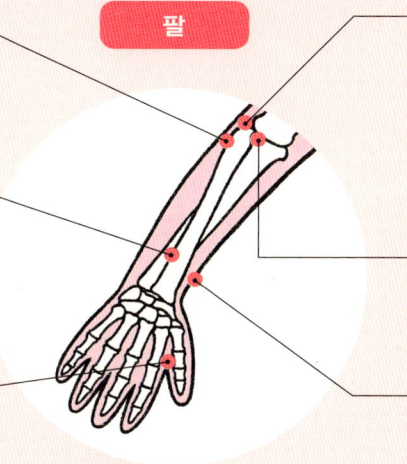

배

기문(期門)
갈비뼈 6, 7번 사이와 양쪽 유두에서 수직으로 내린 선이 만나는 지점. 스트레스로 인해 옆구리나 갈비뼈 밑이 따끔한 통증, 간의 피로에 효과적이다.

관원(關元)
배꼽에서 손가락 4개 너비만큼 내려간 지점. 원기가 나오는 혈자리로, 설사, 월경통, 냉증, 불임, 발기장애 등에 효과가 있다.

중완혈(中脘)
배꼽에서 손가락 다섯 개 너비만큼 위쪽에 있는 혈자리. 위의 전반적인 이상과 소화불량, 식욕부진에 효과가 있다.

양문(梁門)
중완에서 좌우로 2~3cm 떨어진 양쪽 지점. 스트레스성이나 오래 가는 위장 장애에 효과가 있다.

천추(天樞)
배꼽에서 바깥쪽으로 2~3cm 떨어진 양쪽 지점. 대장과 관련이 있고, 변비에 효과가 있다.

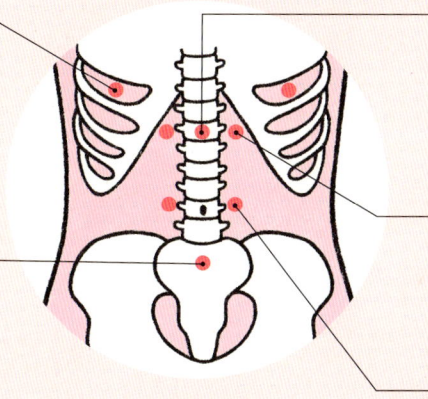

다리

위중(委中)
무릎 뒤쪽 한가운데 지점. 허리 통증과 무릎 통증에 효과가 뛰어나다.

족삼리(足三里)
무릎뼈 바깥쪽 밑의 오목한 곳에서 아래쪽으로 손가락 네 개 너비만큼 내려간 지점. 소화불량이나 다리 피로에 효과가 있다.

태충(太衝)
엄지발가락과 둘째 발가락 사이 오목한 곳. 두통, 현기증, 월경불순, 월경통, 피부 트러블에 효과가 있다.

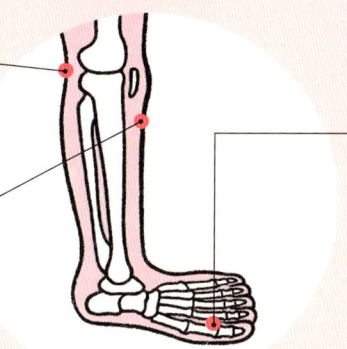

동양의학이 말하는 '신' 강화법

'신'을 잘 관리하면 등뼈가 강해진다

동양의학 관점에서 등뼈의 힘을 키우려면 어떻게 해야 할까? 핵심은 역시 '신'(腎)이다. 신을 보살피면 몸 전체가 건강해지고 결과적으로 등뼈를 건강하게 만들 수 있다. 139쪽의 '신의 건강 상태 진단'에서 네 개 이상 해당되는 사람은 신이 약할 수 있으므로 적극적으로 관리하자. 또한 태어나면서부터 신이 약한 사람은 어린 시절 성장이 느리거나 이가 약하고 새치가 나는 등의 특징이 있다. 유소년기를 떠올려 자신의 체질을 이해하는 기준으로 삼아도 좋을 것이다.

동양의학에서는 원래 신이 약해도 더 이상 소홀히 하지 않으면 문제될 것이 없다고 하지만 역시 신을 관리하는 데 가장 중요한 것은 신의 에너지인 '정'(精)을 낭비하지 않는 것이다. '정력'이라는 말에서 알 수 있듯이 원래 신이 강한 사람일수록 머리나 몸을 혹사시키고 폭음폭식을 하거나 과도한 성생활을 하는 경향이 있다. 따라서 지나친 활동을 삼가고 3장의 스트레칭과 몸통 운동으로 아랫배와 하체를 풀어주어 에너지를 보충하는 것이 바람직하다. 평소 마음을 안정시키고, 자주 걸으며, 신을 보충할 수 있는 음식을 적극적으로 섭취하자.

신을 강화하는 방법

식사

검은 콩 등의 블랙 컬러 푸드와 청국장 등의 끈기가 있는 음식이 효과적이다. 안면홍조가 있는 사람은 돼지고기, 두부, 백합 뿌리가, 냉증이 있는 사람은 양고기, 소고기, 닭고기, 새우, 생강, 계피 등이 좋다.

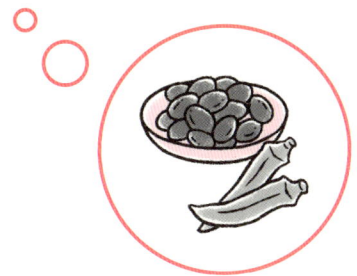

운동

적절한 운동은 신에도 바람직하다. 숨이 차오르는 과격한 운동은 에너지를 소모하므로 걷기나 요가, 태극권 등 여유 있게 할 수 있는 운동을 추천한다. 일상에서 등뼈 바로 세우기 운동이나 스트레칭을 자주 하는 것도 효과가 뛰어나다.

깊은 호흡

신은 들숨(들이쉬는 숨)과 깊은 관계가 있어 들숨을 아랫배(단전)로 모으는 작용을 한다. 아랫배까지 깊이 내린다는 생각으로 호흡을 하면 기분도 차분해지고 몸도 편안해진다.

하체 강화

아랫배와 하체의 기를 활성화하여 상체에 집중되기 쉬운 에너지를 내리고 '정'이라는 에너지를 보충할 수 있다. 항문과 회음부 주변에 있는 골반기저근에 힘을 주어 조여주는 것이 좋다. 관원혈(112쪽 참조)을 지압하거나 따뜻하게 하는 것도 몸이 찬 사람에게 권장한다.

심신 안정

놀라거나 무서운 생각을 반복하면 기가 흩어져 소모되고 만다. 이런 증상을 자각하고 있는 사람은 미리 '이 다음엔 이러이러한 일이 일어날거야.'라고 예상을 하면 과도한 감정 변화를 막을 수 있다.

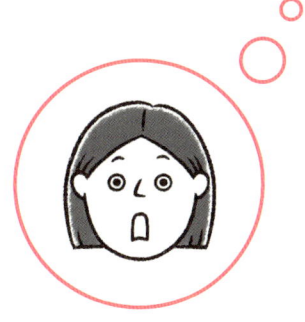

성생활

성생활은 원래 파트너와의 의사소통으로서 '기'에 충실하다는 측면에서 바람직하다. 하지만 지나치면 신의 '정'을 소모하게 된다. 특히 남성은 과도한 사정은 삼가는 것이 좋다.

등뼈와 관련된 질병 일람표

등뼈와 관련된 질병에는 노화에 따른 변성, 외상 그리고 유전 질환과 감염 질환 등이 있다. 대표적인 10대 질환을 소개하겠다.

감수 다케야치 요시아키(요시카와 클리닉 정형외과의사 · 의학박사 척추척수전문의)

척주관협착증
등뼈의 변형으로 신경이 통과하는 길이 좁아진다

증상 서거나 걸을 때 허리에서 다리까지 통증과 저림, 힘이 쭉 빠지는 등의 증상이 나타난다. 오래 걷다 보면 통증이 생겨 걸을 수 없다가도 잠시 휴식을 취하면 통증이 감소해 다시 걸을 수 있게 되는 간헐성파행증도 생긴다.

원인 나이가 들면서 등뼈의 변성으로 척주관이 좁아져 신경을 압박하는 것이 주요 원인이다. 드물게는 태어나면서부터 척주관이 좁아 발병한다.

추간판탈출증
돌출한 추간판이 신경을 압박한다

증상 목뼈보다 가슴등뼈에서 쉽게 발생하며 허리 통증이나 한쪽 하반신에서 갑자기 통증이 발생한다. 통증이 심하거나 하반신의 급속한 운동마비가 동반되는 경우에는 수술이 필요하다.

원인 갑자기 움직이거나 허리를 구부리고 장시간 앉아 있는 것, 불안정한 자세로 물건을 들어 올리는 것 등을 계기로 증상이 나타난다. 나쁜 자세로 인해 허리뼈의 곡선이 일직선이 되면 추간판의 부담이 증가하여 변성 속도가 빨라진다.

퇴행성 척추미끄럼증, 분리성 척추미끄럼증
등뼈가 앞뒤 방향으로 어긋난다

증상 허리뼈의 아래쪽에 많이 생기며 허리 통증, 하반신 통증 및 저림 증상이 한쪽 혹은 양쪽에 발생한다. 특히 퇴행성 척추미끄럼증은 중년 이후의 여성에게 많이 나타난다.

원인 분리성 척추미끄럼증은 허리뼈의 과도한 신전이나 외상의 부하에 따라 피로골절(뼈의 피로 현상으로 일어나는 골절)된 것으로 생각할 수 있다. 퇴행성 척추미끄럼증은 척추 뒤쪽의 형태 이상과 추간판의 변성에 의한 것으로 보인다.

전이성 척추종양
등뼈로 전이된 암이 통증의 원인

증상 등뼈의 통증이나 신경통 때로는 운동마비가 발생한다. 원인을 알 수 없는 미열이 생기고 체중이 감소하며, 안정을 취해도 일반적인 진통제가 듣지 않을 정도로 강한 통증이 찾아온다.

원인 암이 등뼈로 전이되어 발병한다. 이미 암 진단을 받았다면 그것이 등뼈로 전이되었을 가능성을 고려할 수 있다. 반대로 전이성 척추종양을 먼저 발견한 후 검사를 통해 처음 암이 시작된 병소(병원균이 모여 있어 조직에 병적 변화를 일으키는 자리-역자 주)를 찾을 수도 있다.

변형성 척추증(퇴행성 척주증)
등뼈의 노화가 통증의 원인

증상 등뼈에 변성이 생겨 등뼈를 따라 경직과 통증이 나타난다. 증상이 없는 경우도 많다. 변성이 진행되면 척주관이 좁아져 신경 증상이 발생한다.

원인 노화에 따른 등뼈의 변성 현상. 등뼈뿐 아니라 추간판이나 후관절에 변성이 나타날 수 있다.

골다공증
뼈의 강도가 부족해 골절로 이어진다

증상 골다공증 자체는 일반적으로 통증을 동반하지 않고, 뼈의 강도가 약해 골절이 발생하면 통증이 나타난다. 등뼈에서 골절이 잘 일어나는 부위는 가슴등뼈와 허리뼈로, 여러 차례 발생하면 등뼈가 굽게 된다.

원인 폐경 후 여성에게서 많이 나타나며 여성 호르몬의 감소, 노화와 관련되어 있다. 뼈의 양이 감소하거나 뼈의 질이 약해지면 골절이 쉽게 발생한다. 그 밖의 질환이나 약제 때문에 골다공증이 발생하기도 한다.

강직성 척추염
등뼈가 경직되는 척추의 염증

증상 몸 전체의 경직이나 피로감, 허리 통증, 천장관절(엉치엉덩관절) 부위의 통증으로 시작되고 진행에 따라 등뼈 전체를 움직일 수 없게 되어 일상생활에 지장을 초래한다.

원인 분명한 원인은 밝혀지지 않았지만 유전적 원인과 후천적 면역 이상 등과 관련이 있다고 알려졌다.

척추측만증
성장기 어린이의 등뼈를 주의해서 지켜본다

증상 등뼈가 옆으로 굽고 뒤틀리며 변성한다. 여자아이에게 많으며 주로 10세 이후에 증상이 나타난다. 성장과 함께 변성이 진행되는 경향이 있다. 휘는 정도가 심해지면 수술이 필요하다.

원인 측만증의 대부분은 원인을 알 수 없는 특발성이다. 선천적으로 등뼈가 기형인 측만증과 신경, 근질환에 의한 측만증처럼 원인이 분명한 경우는 많지 않다.

척추 압박골절
골다공증과 엉덩방아로 발생한다

증상 원인에 따라 다르지만 골절 부위에 통증이 나타나거나, 신경이 압박을 받는 경우 두 다리의 운동마비가 나타나기도 한다. 여러 부위에서 압박골절이 생기면 키가 줄어들거나 새우등(등뼈가 뒤쪽으로 활처럼 굽는 증상, 고령자에게 많다)이 된다.

원인 골다공증이 원인일 때에는 외부에서 가해지는 작은 힘에도 골절이 생긴다. 강한 외부 압력에 의한 외상성 척추뼈몸통 골절이나 전이성 종양과 동반하는 경우도 있다.

후종인대 골화증(뒤세로인대 골화증)
경직된 인대가 신경을 압박한다

증상 목뼈에 많이 나타난다. 척수가 압박을 받아 손발이 저리거나 손가락으로 하는 섬세한 동작이 어색해지고, 보행장애가 나타난다. 일상생활에 지장을 초래하면 수술이 필요하다.

원인 유전적 요인, 호르몬, 대사 이상 등 여러 가지 원인이 연관되어 발병하는 것으로 알려져 있다.

> **주의!** 걱정되는 증상이 있다면 자가진단에 의존하지 말고 의료기관을 찾아 진료를 받도록 하자.

마치며

우리의 건강은 등뼈가 좌우한다

→ 독자 여러분, 수많은 건강서 중에 이 책을 선택하여 끝까지 읽어주셔서 진심으로 감사드립니다. 《등뼈 실학》은 등뼈의 중요성을 전하고 싶은 필자의 오랜 바람을 실현한 책입니다. 서양과 동양의 지혜를 모아 등뼈를 올바르게 이해하고 유기적 관점에서 받아들인다면 등뼈가 단순한 몸의 일부가 아님을 알 수 있습니다. 몸 전체의 유기성은 등뼈로 집약되며 인간에게 등뼈는 건강의 바로미터라 할 수 있지요.

이 책에서는 누구나 따라 할 수 있고, 효과를 느낄 수 있는 방법들을 선별하여 소개했습니다. 꼭 자신의 몸을 정확하게 파악하고 일상생활에서 등뼈(자신의 몸)를 보살피도록 합시다.

출판을 앞두고 감사의 말을 전하고 싶은 분들이 있습니다. 이 책의 감수를 흔쾌히 수락해준 다케야치 요시아키 씨, 끊임없이 등뼈와 건강에 대해 연구하며 의견을 나눌 수 있는 나카무라 나오토 씨, 연구에 협력해준 고타 마코토 씨, 조언을 아끼지 않은 스키야마 요시히로 씨께 이 자리를 빌려 진심으로 고맙다는 말을 전합니다. 그리고 항상 지원을 아끼지 않는 스태프 여러분, 응원해주는 환자분들, 나의 뿌리인 부모님께도 감사드립니다. 마지막으로 필자를 선택해준 두 분의 뛰어난 편집자께도 진심으로 고맙다는 말을 전하고 싶습니다.

이 책을 통해 많은 사람들이 자연과 자신의 몸을 충분히 이해하여, 넘쳐나는 정보에 휘둘리지 않고 스스로 생각하고 선택하며 행동하는 힘을 길러나가기를 바랍니다. 덧붙여 여러분의 자연 치유력이 향상되어 건강한 나날을 보내는 계기가 된다면 정말 행복할 것입니다.

이시가키 히데토시

등뼈실학
허리와 어깨의 통증을 없애주는 척추 강화법

1판 1쇄 펴낸 날 2016년 6월 20일
1판 3쇄 펴낸 날 2017년 6월 30일

지은이 | 이시가키 히데토시
옮긴이 | 이진원
디자인 | 석운디자인(이석운, 김미연)

펴낸이 | 박윤태
펴낸곳 | 보누스
등   록 | 2001년 8월 17일 제313-2002-179호
주   소 | 서울시 마포구 동교로12안길 31(서교동 481-13)
전   화 | 02-333-3114
팩   스 | 02-3143-3254
E-mail | bonusbook@naver.com

ISBN 978-89-6494-256-7 13510

• 책값은 뒤표지에 있습니다.
• 이 도서의 국립중앙도서관 출판예정도서목록(CIP)은 서지정보유통지원시스템 홈페이지(http://seoji.nl.go.kr)와
  국가자료공동목록시스템(http://www.nl.go.kr/kolisnet)에서 이용하실 수 있습니다.(CIP제어번호: CIP2016011255)